跟《黄帝内经》学养生

养生就要养五脏

吴中朝 / 编著

海峡出版发行集团 | 福建科学技术出版社
THE STRAITS PUBLISHING & DISTRIBUTING GROUP　FUJIAN SCIENCE & TECHNOLOGY PUBLISHING HOUSE

图书在版编目 (CIP) 数据

养生就要养五脏 / 吴中朝编著 . —福州：福建科学
技术出版社，2017. 3（2018. 12 重印）
（国医养生课）
ISBN 978-7-5335-5219-0

Ⅰ . ①养… Ⅱ . ①吴… Ⅲ . ①五脏 – 养生（中医）
Ⅳ . ① R212

中国版本图书馆 CIP 数据核字（2017）第 001354 号

书　　名	养生就要养五脏	
	国医养生课	
编　　著	吴中朝	
出版发行	海峡出版发行集团	
	福建科学技术出版社	
社　　址	福州市东水路76号（邮编350001）	
网　　址	www.fjstp.com	
经　　销	福建新华发行（集团）有限责任公司	
印　　刷	廊坊市海涛印刷有限公司	
开　　本	710毫米×1020毫米　1/16	
印　　张	17.5	
图　　文	280码	
版　　次	2017年3月第1版	
印　　次	2018年12月第2次印刷	
书　　号	ISBN 978-7-5335-5219-0	
定　　价	36.00元	

书中如有印装质量问题，可直接向本社调换

前言

我们经常说，内在决定外在，对于身体来说也是如此，内在健康才是真正的健康。这个内在就是我们的脏腑，所以中医无论是治病还是调养身体，都很重视从内调养。

内养的观念，早在千年以前就为古代医家所重视。《黄帝内经》里说："邪风之至，疾如风雨。故善治者治皮毛，其次治肌肤，其次治筋脉，其次治六腑，其次治五脏。治五脏者，半生半死也。"意思是说，要在病邪还在表浅的时候就要开始治疗，如果等到五脏有病的时候，治疗起来就麻烦了。这里讲的是中医治病之道，作为养生恰恰相反：善养生者养五脏，其次养六腑，其次养筋脉，其次养肌肤，其次养皮毛。养肌肤、皮毛者，不足道也。

道理很简单：比如我们要想皮肤好，不懂养生的，肯定是注重外表养护，涂抹护肤品、化妆品之类的；而懂得养生之道的人就知道要从内部调养，让美丽由内而外。所以，养生要靠内养，内养就是养脏腑。

五脏六腑是人体的根本。它们时时刻刻都在密切地配合着工作，一丝不苟，井然有序，就像钟表里许许多多的齿轮，相互咬合，相互带动，相互牵制，共同构成了人体这样一个完美的有机整体。只要五脏六腑都安和无恙，人自然能持充足的精、气、神，少生病、不生病，永葆健康。

中医调理脏腑，总离不开饮食、中药、经络等方法，对于我们日常保健养生来说，除了这些，其实还有更多的方面需要注意，如精神调摄、运动等，另外，无论采取哪种方法调养，都要考虑到季节的变换，这样才能达到事半功倍的效果。本书所要教给大家的正是如何正确地运用这些方法。

此外，很多疾病在发病初期或者未发病之时，只要给予正确的调理，就能遏制其发生和发展，这是中医的一大优势。养生从另一个方面来说，其实就是防病，或者说是通过治小病来预防大病。本书在讲到各脏保养时，会给出一些简便有效的治病小药方，读者可以根据实际情况使用。

中医讲求辨证调养，每个人的体质、疾病状态等都存在差异，本书所讲的方法虽然具有普遍性，但并不是每个人都适合，特别是患有疾病的读者，书中的药方、药膳等一定要在医师指导下使用，以确保对症、安全和有效。

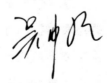

目 录
MULU

第三章
养肝就是养气血，气血足，人不老

第四章
养心就是养精神，神定五脏才谐和

第五章
养好脾胃，少生病、不生病

第六章
养肺就是养气，气足生命就旺盛

第七章
养肾如养命，肾好命就长

养生靠内养，内养就是养五脏

五脏藏精气，如果把气血比作人体这棵大树茁壮成长的养分，那么经络则是大树运输养分的通道，而五脏则是树根，维持大树所有功能的正常运作。

虽然身体的各个器官各成一体、各司其职，但是每一处器官都不能独立使身体正常运转，必须要通过五脏的协调、指挥，身体才能有序地进行活动。

心主神明、主血脉，是人体的"君主"

心者，五脏六腑之大王也，精神之所舍也。其脏坚固，邪弗能容也。容之则心伤，心伤则神去，神去则死矣。

——《黄帝内经·素问·邪客》

按住我们的心房，能感觉到心脏以它自有的频率在跳动，它的每一次跳动，都在向身体供输血液，它牵动肺、脾、肝、肾的正常运作，让整个身体运转不息。所以五脏之中心脏是最勤奋的，又是最容易损耗受伤的。

心不仅勤奋，在五脏六腑中，也占据着重要的地位，一损俱损，一荣俱荣。它是五脏的首领，是全身血脉的总枢纽，对各脏器有统领和主宰的作用。所以《黄帝内经》中说："心者，君主之官也，神明出焉。故主明则下安，主不明，则一十二官危。"

君主，是一个国家的最高统治者，是全体国民的主宰者。把心称为君主，就是肯定了心在五脏六腑中的重要性，心是脏腑中最重要的器官，心出了问题，身体其他器官必定跟着出问题。

心的作用，可以归结为两个方面：主神明、主血脉。

心主神明，心功能强人才能精神健旺

"神明"指的是精神、思维、意识活动及这些活动所反映的聪明

智慧。心主神明，就是心有统率全身脏腑、经络、形体、官窍的生理活动和主导精神、意识、思维和情志等心理活动的功能。

心功能正常，人的精神健旺，神志清楚，此时心能统帅各个脏器，使之相互协调，共同完成各种复杂的生理活动；反之，则人的神志异常，会出现惊悸、健忘、失眠、癫狂等，也可引起其他脏腑的功能紊乱而产生各种疾病。

心主血脉，血脉通畅生命才能持续

心有主管血脉和推动血液循行于脉中的作用。心脏和脉管相连，形成一个密闭的系统，心通过不停地搏动，将血液输送到全身，为各组织器官活动提供养分，并带走代谢产物。正是这种川流不息的循环，才让我们的生命得以持续。

肝主疏泄、主藏血，维持身体平衡

《黄帝内经》中说："肝主疏泄"，疏即疏通，泻就是所谓的升发。一般情况下，人体内气的运动具有一定的规律性，人体脏腑的活动离不开气机的升降出入。肝的疏泄功能正常，气机升降出入便可自如，人体气的运动也就顺畅了。气血畅行无阻了，各个脏腑器官的功能活动也就能协调运作。如果气血运行不畅，脏腑气机就容易逆乱，疾病由此而生。

肝主疏泄

肝主疏泄主要体现在以下方面：

1. 肝调节身体气机

人体脏腑器官、组织的活动都要依靠气的升降出入，气的升降出入则靠肝的疏泄功能来调节。如果肝失疏泄，肝气太盛或不舒，人体气机不畅，就会导致藏血失调，出现痛经、闭经、月经不调等症状，人体血液、水液等代谢不畅。此外，人体津液的运行也离不开气，气行则水行，气滞则水停。如果肝气壅滞，气机不畅，也会出现水肿、小便不利等情况。正如《黄帝内经·素问·大奇论》中所说："肝壅两满，肝壅，两胁满，卧则惊，不得小便。"

2. 肝调畅情志

肝与人的情志（精神）的关系是非常密切的。肝气条达，气血调和，人才能情志舒展，心情愉悦；肝气不畅，郁结于胸，就会情绪低落，郁闷叹气；如果肝气过盛，则容易使人急躁易怒。这些负面情绪反过来又会影响肝的疏泄功能，所以容易急躁或者抑郁的人，往往肝功能或多或少都会有些问题。《黄帝内经·素问·本病论》中就说："人或恚怒，气逆上而不下，即伤肝也。"肝气不舒或肝气上逆，还会使气滞血瘀，脏腑失和，导致高血压、冠心病、胃溃疡等疾病。

此外，肝与脾胃消化也有密切的关系，食气入胃，有赖于肝的疏泄，才能使水谷腐化，生成气血。如果肝失疏泄，可出现胁肋胀痛、食少腹胀、腹泻等肝脾不和的症状；若影响到胃的和降，则会肝气犯胃，出现胃脘胀痛、嗳气、呕吐等不适。

食物的消化需要胆汁的参与，如果肝疏泄功能失常，会影响到胆汁的分泌，从而影响到小肠的消化，出现厌食、腹胀等症状。

肝的疏泄功能也会影响到生殖系统功能。女性出现月经紊乱、经血少、痛经等月经不调的情况，以及男性性欲低下、阳痿、早泄、遗精滑精等，很多时候都与肝的气机紊乱有直接的关系。

肝主藏血

肝主藏血，意思是说，肝脏负责储存血液，并调节血液在全身的输送运行。所以肝也被称为人体的"血海"。肝藏血的功能好，人体气血才能充足，运行才能顺畅，五脏六腑滋养充分，身体才能保持健康。

肝对血液的存储和调节作用主要体现在三个方面：

1.肝贮藏血液

肝如同"血库"一般，能够贮藏一定的血液，以供人体活动所需，发挥其濡养脏腑组织、维持相应功能的作用。如果肝脏藏血不够，也就是我们平常说的血虚、贫血，就会导致各种功能减退，甚至引起病变。

比如肝血不足，目失所养，就会干涩昏花；筋失所养则肢体麻木；女性肝血不足则会导致月经量少，甚至闭经、不孕等。

2.肝调节血量

肝除了藏血之外，还能根据身体需要，合理地调节血量。在正常生理情况下，人体各部分的血液量是相对恒定的。随着生理情况的改变，人体各部分的血液量也会发生变化。这就是《黄帝内经》中所说的"人动则血运于诸经，人静则血归于肝脏"。

当机体剧烈活动或情绪特别激动时，人体各部分所需的血液量就会相应增加，贮藏在肝脏中的血液就会向机体的外周输布，保证机体正常活动。当人安静休息或情绪稳定时，全身每个部分的活动量相对减少，部分血液便可回归肝脏之中。

正因为如此，中医养生才会强调"起居有时"。夜间应当睡觉，让血液流向肝脏，身体得到充分的休息，让受累了一天的肝也得到修复；若此时还要熬夜，肝血不能回流，疲于奔命，到了第二天人就会非常累。长期熬夜的话，肝的健康就会一点点受损，进而发生病变。

3.肝统摄血液

肝藏血不是简单地储存血液，还有对血的约束、固摄，即肝有使血液收摄于血脉之中，不使溢出脉外，从而防止出血的功能。如果肝藏血的功能受损，则易致各种出血。中医对此早有认识，明代章潢的《图书编》中就指出"肝者，凝血之本"，清代《傅青主女科》也说："夫肝本藏血，肝怒则不藏，不藏则血难固。"

很多出血，如吐血、鼻出血、咳血，或月经过多、崩漏等，究其原因都与肝统摄血液的功能失调有关。导致肝统摄血液功能失调的原因主要有三个：一是肝气虚弱无力，收摄血液无力；二是肝火过盛，伤了脉络，使得血液不能正常循环而溢出血管之外；三是肝阴不足，出血后血液不能很快凝住，致使出血不止。

大多数肝癌患者最后都会出现大出血，就是肝功能严重受损、衰竭的表现。因为肝功能衰竭，人体凝血功能障碍，一旦血管受损破裂，血液难以凝固，导致大出血。

肝凝血的功能，不仅是中医，西医上也认同。在人体血浆所含的凝血因子中，多数是在肝内合成的，这些凝血因子不断进行连锁凝血反应，使血液凝固。同时，肝脏又能对已经活化的凝血因子及时进行适当的清除，这样就不会过度凝血。

脾主运化、统血，是人体粮仓、气血源头

脾胃者，仓廪之官。

—《黄帝内经·素问·灵兰秘典论》

脾的功能，人们关注得较少，其实脾本身的作用是非常大的，中医认为其最重要的两项功能是运化水谷和统血。

脾主运化

脾主运化包含两个方面。

一是运化水谷，帮助消化。脾作为五脏之一，其最基本的功能在于它主水谷运化。所谓水谷，就是水液和谷物等饮食的统称。人们所摄入的食物，必须要先由脾转化为气血，然后再分送于身体各处。

二是运化水湿，帮助水湿代谢。《黄帝内经·素问·经脉别论》中说："饮入于胃，游溢精气，上输于脾，脾气散精，上归于肺。"也就是说，脾不止与胃肠合作，还要配合肺脏、肾脏等器官，进行人体水湿代谢的功能。当脾将水送达胃的时候，胃就会吸收精华部分，并把它输送给肺，从而润泽人体五脏及皮肤；而不需要的部分，就作为人体废液，排出体外。很多人会有腹泻、便溏、浮肿等问题，很可能就是水湿代谢出了毛病。《黄帝内经·素问·至真要大论》就说："诸湿肿满，皆属于脾。"

上面说到脾的功能是运化水谷，水谷从哪里来呢？就是胃，胃受纳、腐熟水谷，脾运化精微，二者相互合作。因此，中医习惯将它们视为一体，称"脾胃者，仓廪之官。""仓廪"就是粮库的意思，粮库的粮食充足，脾才有可运化的东西。金元时代著名医家李东垣在其《脾胃论》中就指出："内伤脾胃，百病由生。"可见养好脾胃是非常重要的。

脾统血

脾的另一功能就是统血。脾强健，能够将好的营养转化为血液的基本成分，血液自然就充足，气血也就旺盛。若脾不够强健，生血物质缺乏，血液就会亏虚，很容易出现头晕眼花的症状，面、唇、舌、爪甲会显得淡白，这就是血虚的征象。

脾统血的另外一个功能就是让血液沿着所需的路径行进，这就是中医常说的"脾统血者，则血随脾气流行之义也"。如果脾的功能弱，统摄血液不利，就会发生中途泄漏外溢的情况，我们常见的鼻出血、皮下出血、月经量过多等，都是脾不统血所引发的。所以，中医对于出血、血虚等的治疗，常常要考察脾是否健运。临床上我们就发现，这些与血相关的病症多数都根源于脾。

肺主气，一呼一吸关乎生命

肺者，相傅之官，治节出焉。

——《黄帝内经·素问·灵兰秘典论》

肺在五脏六腑中的地位很高，《黄帝内经》中说："肺者，相傅之官，治节出焉。"把肺比作一个王朝的宰相，一人之下，万人之上。宰相的职责是了解百官、协调百官，事无巨细都要管。的确如此，我们看中医都会先号脉，因为全身各部的血脉都直接或间接地会聚于肺，然后敷布全身。所以，各脏腑的盛衰情况，必然在肺经上有所反应，中医号脉就是通过肺经上的"寸口"来了解全身的状况。所以《黄帝内经》中就说"肺朝百脉"。

肺有三大功能

就肺本身的功能来说，主要有三个方面。

1.肺主气

肺主气的功能正常，气道通畅，呼吸就会正常自如；若肺有了病变，不但影响到呼吸，而且也会影响到一身之气。例如，肺气不足，则呼吸微弱，气短不能接续，语音低微；若肺气壅塞，则呼吸急促、胸闷、咳嗽、喘息；

2.肺主宣发与肃降

"宣发"即宣布、发散之意，是通过肺，将体内浊气不断排出体外，使气血、津液输布至全身，滋养濡润所有脏腑器官。以此来调节体内气体的交换，促进人体气血的通畅。所谓"肃降"，则是清肃下降之意，肃清肺和呼吸道内的异物，以保持呼吸道的洁净。

3.肺主水

肺有调节人体水液的功能，且肺主肃降，在运动的时候可以顺利地排出汗液，加快新陈代谢。一个健康的人，每天通过汗液大约排出400毫升左右的水分。肺主宣发，将水谷精微和津液宣散于周身，特别是使布散到体表的津液，通过汗孔，以汗的方式排泄于体外。肺的宣发功能正常，则汗的排泄适度，起到调节水液代谢的作用。如果患了肺病，通调水道的功能减退，就会因水液停聚而生痰饮（痰和饮都是津液代谢障碍所形成的病理产物，一般较稠浊的称为痰，清稀的称为饮），甚至发生水肿。

肺为娇脏需慎养

肺与其他四脏有不同之处，其他脏器都位于体内深处，只有肺是通过喉和鼻与外界直接相通的，因此，肺最易受外界环境的影响。自然界的风、寒、暑、湿、燥、火等外邪如果侵袭人体，肺首当其冲，我们受寒之后发生咳嗽，就是肺卫失宣、肺窍不利的表现。

肺常常要承受无妄之灾，除了要承接六淫外邪侵扰，其他脏器的寒热病变，也会波及到它。总之，无论外感、内伤或其他脏腑病变，皆可累及肺而为病。稍微受了寒或热都会使之受损，所以中医形象地称其为"娇脏"。

六淫伤肺后，还会通过肺进而对其他脏腑造成损害，所以，我们在日常生活中一定要保护好肺，守住健康的第一道防线。

肾主藏精，是一个人的"根本"

肾者主蛰，封藏之本，精之处也。

——《黄帝内经·素问·六节藏象论》

《黄帝内经·素问·六节藏象论》中说："肾者主蛰，封藏之本，精之处也。"肾是藏精之所。肾精主人体的生长繁殖，是生命活动的基础物质。肾精能调节脏腑之精，供其活动需要；能生髓、养骨、补脑，并参与血液的生成，提高机体的抵抗力。肾好，人的精气神足，身体才会强壮。

精分先天之精与后天之精，先天之精是构成人体的原始物质，是生命的基础，又称"生殖之精"，来自父母。后天之精则是由脾胃化生的水谷精微，它灌溉五脏六腑，也濡养先天之精。后天之精供应脏腑的剩余部分都会贮藏在肾中，一方面供给脏腑额外所需，另一方面又不断贮藏新的，以此不断循环补足。

如果一个人先天不足，那么在他还是幼儿时期就能看出其生长发育缓慢。精气也是会随着时间慢慢亏损的，所以人一旦年老体衰，就会出现种种羸弱之象，比如眩晕、耳鸣、腰膝酸软、性功能减退、神疲健忘、衰老加速等。

关于肾的强大功能，《黄帝内经·素问·灵兰秘典论》中有一句话讲得很精辟："肾者，作强之官，伎巧出焉。""作强"有体力充沛的意思，作强之官，就是指大力士。古代打仗时用战车，战车上一般站三个人，大力士居于中央驾车，而且还要保护好君主或将军。将肾喻为"作强之官"，可见其力量是非常强的。对身体羸弱者，中医往往会使用补肾强身之法来调理，就是这个道理。

五脏协调工作，才能常保健康

《黄帝内经》中说："天有四时五行，以生长收藏，以生寒暑燥湿风。"短短的一句话，揭示的却是一个大道理。虽然自然界的事物千变万化，却总逃不过五行生克的规律。自然界有着春、夏、秋、冬四时的交替变化，在五行的运行准则之下，又有生、长、收、藏的特性，还有着寒、暑、燥、湿、风的气候。

中医五行学说认为，世界是由金、木、水、火、土五种基本元素构成。大至四季，小到人体五脏六腑，都有五行阴阳之分。天地之中男为阳，女为阴；腑为阳，脏为阴；气为阳，血为阴。阴中有阳，阳中有阴，互为一体，不可分割。

人体的五脏也是如此，五脏因其各不相同的生理活动特点，而秉承了不同的五行属性。如心阳有温煦的作用，有"火"阳热的特性，故以心属"火"；脾为生化之源，有"土"生化万物的特性，故以脾属"土"；肺气主肃降，有"金"清肃、收敛的特性，故以肺属"金"；肾有主水、藏精的功能，有"水"润下的特性，故以肾属"水"；肝喜条达，有疏泄的功能，有"木"生发的特性，故以肝属"木"。

《黄帝内经》中说："心者，君主之官也，神明出焉；肺者，相傅之官，治节出焉；肝者，将军之官，谋虑出焉；脾胃者，食廪之官，五味出焉；肾者，作强之官，伎巧出焉。"很形象地把身体比作一个国家，而五脏六腑各司其职，整个国家才能够正常运转。

五脏虽然各负其责，有着各自的功能，但却不是相互独立的，五脏之间相互依存、共同作用，身体才能得以正常运转。

比如，肾（水）之精可以养肝，肝（木）藏血可以济心，心（火）之热可以温脾，脾（土）化生水谷精微可以充肺，肺（金）清肃下行可以助肾水。

可以看出，五脏之间相互滋养，相辅相成，共同维持着身体功能的正常运转。反之，五脏亦如五行一样存在着相克的关系。

如：肺（金）气清肃下降，可以抑制肝阳上亢；肝（木）的条达，可以疏泄脾土壅郁；脾（土）的运化，可以制止肾水泛滥；肾（水）的滋润，可以防止心火亢烈；而心（火）的阳热，可以制约肺金清肃太过。

举个例子：肝属木，如果出现肝阳上亢，即木有余，说明金不足，金对应肺，那么平抑肝阳的同时也需要补肺，即平肝补肺以抑肝木。反之，如果出现肝阳虚，即肝木不足，说明肺金过旺，木受到了克制，那么补肝阳的同时也需要泻肺，即补肝泻肺以升肝木。

所以，养生不能只是孤立地补养某一脏，某一脏出了问题，也不能单单拘于此处来治疗，一定要将其与其他脏腑联系起来，只有明确了五脏之间的相生相克关系，调养合理，补泻得当，才能使五脏始终处于一个平和稳定的环境中，从而维护身体的健康。

遵循自然，是养生的最高境界

我们的身体就像是一个小宇宙，其运行有自己的规律，同时也受到大宇宙的影响。日月星辰的变化，自然界万物的盛衰演变，都会直接或间接影响到身体的运行，遵循自然的法则保养身体，才能让身体和谐，长葆健康。

顺应四季，养出不生病的五脏

四季的变化对人体有着重要影响，春萌、夏长、秋收、冬藏，善于养生的人必定会追随四季的脚步，做到内外一致、阴阳平衡，如此，方可让身体和谐少恙。

⊙ 春养肝，忌酸忌怒宜温补

从五行来看，春天属木，而人体的五脏之中，肝也是木性，所以，中医认为春气通肝。春季是万物萌生的季节，大自然欣欣向荣，一切都是向上生长的，人体肝气也逐渐增旺，如果肝失疏泄，就会出现肝火旺或肝气不舒的情况。所以春季应当顺应自然的特点，做好肝的养护，让其疏泄与藏血功能正常，气血运行通畅无阻。

肝主酸味，所以春季不妨适当吃点酸味食物，以利于滋阴养肝。不过，春季吃酸味也不要过量，吃得太多，肝气就会过于充盛而伤及脾气，而且还有可能导致肝功能偏亢。

春天，阳气未盛，余寒尚存，所以可多吃些温补阳气的食物，如葱、姜、蒜、韭菜、芥末等，以助阳气的升发；少吃性寒食物，如黄瓜、茭白、莲藕等。

精神方面，则要注意保持心情舒畅，避免动怒。肝阳、肝火在春季处在上升的势头，需要适当地释放，生气发怒易使肝脏气血瘀滞不畅而导致各种肝病,而且春季本就是肝病等传染病流行的季节,所以更要加以注意。

要保持心平气和、乐观开朗,一方面是要自己控制,另一方面可以适当运动,散步、踏青、打球、打太极拳等就是不错的选择。运动之后,人体气血顺畅,吐故纳新不受阻,肝气疏泄正常,心情也会变好,肝脏健康,身体也强壮起来。不过运动也要适量,过于激烈的话,身体过热过燥则容易伤及肝阴。

⊙ 夏养心,喝粥静心忌贪凉

夏季属火,五脏之中心与之对应。夏季的特点是暑热多汗,中医认为"汗为心之液",出汗过多是会伤心的,所以夏季养生一定要注意养心。

暑为阳邪,容易耗气伤津。喝粥是夏季比较好的选择。夏季喝粥,不但可以生津止渴,清凉解暑,又能补养身体,添加一些具有清心解暑功效的食物或中药,养心效果更好。如荷叶粥解暑润肠,冬瓜粥利水消肿,百合粥润肺安神。

虽然清凉食物能解暑,但也不可过度食用。中医上讲"春夏养阳,秋冬养阴",夏季人们往往会因为天热而忽视了对阳气的保护,很容易使人体阳气不足,发生腹泻等症状。像冰激凌、冰镇饮料、冰粥等只可偶尔食用,且一定要适可而止。

夏季的作息,也要符合季节特点,《黄帝内经》上说夏季应当"夜卧早起",就是说要晚睡早起,以顺应自然界阳盛阴虚的变化。如果是晚上睡得不够,可以用午休做适当补偿,中午是心经运行的时间,睡好午觉本就是很好的养心方式。心主神明,睡眠好,心情好,有利于心神的宁静，五脏六腑的功能才能够正常发挥。

⊙ 长夏养脾，健脾祛湿忌冷饮

长夏是指阳历的七八月份，阴历的六月份，小暑到立秋这一段。长夏，意即从夏天生长出来。夏为火，火生土，故长夏属土，五脏之中与脾相应，所以此时节重点在于养好脾胃。

长夏时值夏、秋之际，天热下降，地湿上蒸，湿热相缠，最容易伤害脾。因为天热，一般人喜欢吃冷饮、水果，但从中医养生角度来说，恰恰应当避免，而适宜吃热饮熟食，以免寒凉食物损伤脾阳，导致脾失健运，湿邪内生。暑湿感冒、暑湿腹泻等往往最容易在此时发生，与饮食不当有很大的关系。脾受湿邪困扰，还很容易出现身体水肿的现象。

总的来说，长夏季节饮食宜清淡，少吃油腻、易上火的食物，多吃具有祛湿健脾功效的食物，如红小豆、薏苡仁、绿豆、白扁豆、四季豆、黑豆、青豆等。

长夏天气湿热，易使人心情烦躁，因此还要注意保持好心情，心情舒畅，气机调和顺达，脾胃才会正常工作。

⊙ 秋养肺，滋阴润燥防悲愁

肺属金，秋天正是肺的脏气最旺、功能最强的时候，此时可借天时以养肺。

秋季阳气收敛，阴气滋长，气候干燥，内应肺脏，此时五脏刚从夏季旺盛的代谢中舒缓过来，加之燥邪旺盛，所以肺此时又是最为脆弱的脏器。肺喜润恶燥，所以，秋天如果不注意肺的养护，就会出现唇干、口鼻咽喉干、咳嗽、手足皮肤干燥皲裂、肌肤干燥、大便秘结等肺燥症状，也容易患呼吸系统疾病。

饮食方面，宜多吃具有滋阴润燥、止咳作用的食物，如梨、白萝卜、百合、柿子、葡萄、荸荠等。且要注意秋季少吃或不吃姜，因为生姜味辛性热，吃了容易上火，加重秋燥。

除了饮食得当，起居也很重要，秋季起居应着重于以下两个方面。

一是要早睡早起。秋季白昼缩短，黑夜变长，宜早睡早起，睡眠时间应略长于夏季，以保持肺的清肃功能。

二是要适当"秋冻"。进入秋季后，气温开始逐渐下降，过早添加衣物无法锻炼身体的防寒能力，不利于人体对环境的适应性调节，到了冬季容易患呼吸系统疾病。俗话说"病从寒起，寒从脚生"，所以秋冻不能冻脚，特别是女性，脚部受凉易导致月经不调、痛经。此外，腰腹部、肩颈部也不能受冻。慢性肺炎患者、关节炎患者、风湿病患者、心脑血管疾病患者以及老人、孩子不适合秋冻，应及时根据天气变化增减衣物。

悲秋的情绪古来有之，秋雨连绵、秋风肃杀、万物凋零，这些景象很容易使人触景生情，心底生出悲凉之感。悲忧伤肺，进入秋季后要学会调节自己的情绪，尽量想办法排除环境带来的忧伤情绪。

⊙ 冬养肾，避寒就暖护肾阳

《黄帝内经·素问·四气调神大论》中说："冬三月，此谓闭藏，水冰地坼，无扰乎阳。"冬季草木凋零，兽藏虫伏，是自然界万物闭藏的季节。肾是主藏的脏腑，肾储藏有充足的精气，人有了充足的能量，才能安然度过冬季，并为春季的升发做好准备。

黑色食物具有补肾、固摄肾经的功效，因此冬季养肾可以多吃黑色食物，如黑豆、黑米、黑芝麻、黑枣、黑木耳等。

冬天气温较低，肾又喜温，所以要注意多吃具有温肾补阳作用的食物，如羊肉、韭菜、泥鳅、鳝鱼等。

适度运动对养肾是很有帮助的，运动可鼓舞阳气生长，补充肾精。像散步、慢跑、打球、做操、练拳、舞剑等缓和的运动，都适合冬季做。不过，冬天锻炼时，如果是在室外，要做好保暖措施，以防冻伤。另外，运动后如果出汗，要及时换下湿衣服，将汗擦干后穿上干净的衣服，以防着凉感冒。

冬季的作息与夏季正好相反，应当做到与天地同步，即"早睡晚起"，在太阳出来之后起床。因为早睡可以保养人体阳气，而晚起则可保养人体阴气。

十二时辰暗藏养生的智慧

我们现在把一天分为 24 个小时，古人是不这样分的，而是将一天分为 12 个时辰。一个时辰相当于现在的 2 个小时。中医认为，这 12 个时辰正好与身体的 12 条经络相对应，掌管着五脏六腑以及三焦经络的气血运行。在合适的时辰保养相应的经络，养生就能事半功倍。

子时——（23点至1点）养胆经

子时是胆经经气旺盛的时段，此时人体应当处于睡眠状态，这样胆才能完成代谢，很好地排毒。而且子时前入睡，晨醒后头脑清晰、气色红润，没有黑眼圈。子时不能入睡者，久之则气色青白，眼眶昏黑，这都是胆气损伤的表现。

丑时——（1点至3点）养肝经

丑时是肝经经气旺盛的时段，《黄帝内经》中说："人动则血运于诸经，人静则血归于肝。"肝脏具有藏血、调节血液的功能，睡眠时身体大部分血液就会流入肝脏，不仅有利于增强肝细胞的功能，提高解毒能力，加快新陈代谢，还能促进血液的更新和再生。

如果丑时还不能入睡，肝脏还在输出能量支持人的思维和行动，就会导致肝脏无法完成正常的新陈代谢，以致面色青灰、情志怠慢而躁、易生肝病、脸色晦暗长斑。长期熬夜会耗损肝血而造成肝血不足，还会引起流鼻血、皮下出血、牙龈出血、眼底出血、耳出血等出血症状。

寅时——（3点至5点）养肺经

寅时是肺经经气旺盛的时段，人应当熟睡，因为"肺朝百脉"，肝在丑时把血液推陈出新之后，将新鲜血液提供给肺，进而通过肺送往全身。人在此时如果睡得很好，清晨起来就会面色红润，精力充沛。

肺功能较差的人，很容易在这个时间段醒过来，咳嗽的人此时咳嗽会加重，哮喘患者也易在此时间段发作。如果这段时间醒了睡不着，可以按一按太渊穴，调理一下肺气，古人就有"寅时醒来揉太渊"之说。

卯时——（5点到7点）养大肠经

卯时是大肠经经气旺盛的时段，之前的寅时，肺将充足的新鲜血推送到全身，紧接着促进大肠进入兴奋状态，从而吸收食物中的水分和营养，然后排出食物残渣和身体毒素，所以5~7点就应该起床如厕排大便，如果还在睡，体内的毒素就会再次被身体吸收，对健康不利。

辰时——（7点到9点）养胃经

辰时是胃经经气旺盛，消化功能强劲，所以是吃早餐的最佳时机，吃进去的食物易消化，吸收效果也最好。早餐可吃些温和养胃的食物，如稀米粥、麦片粥、包子等，避免生硬、寒凉的食物，以免损伤胃，而过于燥热的食物容易造成胃火旺盛，也要避免。

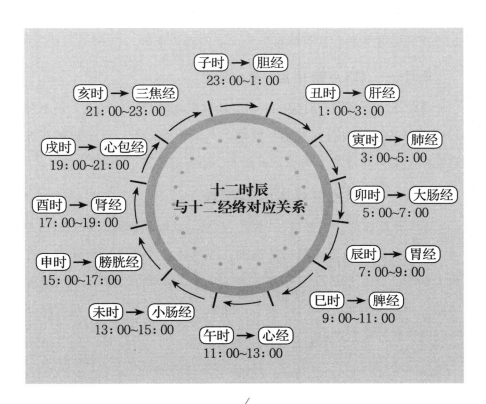

子时 → 胆经
23：00~1：00

亥时 → 三焦经
21：00~23：00

丑时 → 肝经
1：00~3：00

戌时 → 心包经
19：00~21：00

寅时 → 肺经
3：00~5：00

十二时辰
与十二经络对应关系

酉时 → 肾经
17：00~19：00

卯时 → 大肠经
5：00~7：00

申时 → 膀胱经
15：00~17：00

辰时 → 胃经
7：00~9：00

未时 → 小肠经
13：00~15：00

巳时 → 脾经
9：00~11：00

午时 → 心经
11：00~13：00

巳时——（9点至11点）养脾经

巳时是脾经经气旺盛的时段，脾主运化，是消化、吸收、排泄的总调度，又是人体血液的统调者。脾的功能好，消化吸收就好，气血就充盈，所以巳时是健脾的大好时机。这段时间一般人都在工作，不妨适当起来走动一下，对胃的消化和脾的运化是很有帮助的。

午时——（11点至13点）养心经

午时是心经经气旺盛的时段，心主神明，心气能够推动血液运行与全身，所以要养好心神，避免心气涣散。午时小憩片刻，最能安神养气，使人整个下午都精力充沛。

午睡的时间应当控制在15分钟到1小时。如果睡不着也没关系，闭上眼睛眯一会儿，对身体也是非常有好处的。

午餐最好选择在12点半左右，这样接下来就能交给肠胃去消化，既能充分吸收营养，又可以很好地为心脏提供保护。

未时——（13点到15点）养小肠经

未时是小肠经经气旺盛的时段，小肠的功能是分辨清浊，将水液归于膀胱，把糟粕送入大肠，精华则上输于脾。所以这个时候应该适当动一动，并注意多喝水，以利于小肠排除毒素、清肠降火。

申时——（15点至17点）养膀胱经

申时是膀胱经经气旺盛的时段，膀胱的功能是排除水液、运行津液，所以此时应当做些适当的运动，以利体内津液循环。此时大多数人处于工作状态，而且基本达到了全天最疲劳的状态，不妨抽空活动一下，喝些滋阴泻火的茶水，既能让头脑清醒一下，对膀胱运行水液也是很有帮助的。

酉时——（17 点至 19 点）养肾经

酉时是肾经经气旺盛的时段，经过申时膀胱经的泻火排毒，肾在酉时进入了贮藏精华的阶段。此时身体要收藏，所以不宜做剧烈的运动，也不宜大量喝水。适当刺激肾经，有助于肾的收藏，肾经起于足底涌泉穴，可以做做四趾抓地的动作，让肾经经气从脚底升腾。

戌时——（19 点至 21 点）养心包经

戌时是心包经经气旺盛的时段，此时阴气正盛，阳气将尽，要为入眠做准备。晚餐后不宜进行剧烈的运动，否则容易使大脑太兴奋而影响入睡。可以在这时散步，散步的时间以 30 分钟以内为宜。也可以看看书、听听音乐，让身心平静下来。

亥时——（21 点到 23 点）养三焦经

亥时是三焦经经气旺盛的时段，三焦经主持诸气，疏通百脉。此时要准备睡觉，使百脉得到休息。现代人生活节奏快，如果此时段还不能入睡，可以听听舒缓的音乐、看会儿书，或者练练瑜伽等，让情绪舒缓下来，有助于入睡。

酸甘苦辛咸，吃出平和好身体

饮食的味道千差万别，但归纳起来总逃不过酸甘苦辛咸五味。中医认为，五味入五脏，每一脏都对应一味，即"酸入肝，辛入肺，苦入心，咸入肾，甘入脾"，食物进入对应的脏腑就会对其产生滋养作用。在日常饮食中，遵循中医饮食调养"谨和五味"的原则，食不可偏，杂合而食，这样就能全面滋养五脏。

酸味食物，补肝开胃

酸味补肝，肝虚血枯的人最宜食酸味食物。

酸味食物有增强消化功能和保护肝脏的作用，常吃不仅可以帮助消化，杀灭胃肠道病菌，还可以防感冒、降血压、软化血管，但患有脾脏疾病的人应忌食。

常见酸味食物有橙子、橘子、橄榄、柠檬、枇杷、葡萄、芒果、石榴、醋等，它们都有开胃、收敛、固涩的作用。

苦味食物，清心除湿

苦味清心，苦味食物能泄燥、能坚阴，具有除湿和利尿的功效，但是有肺脏疾病的人应忌食。

常见苦味食物有苦菜、苦瓜、百合等，有泻下、清热、燥湿、健脾、补肾、强筋健骨等作用。

甘味食物，补脾养血

甘味补脾，甘味食物可以补养气血、补充热量、解除疲劳、调胃解毒，另外还具有缓解痉挛的作用，但患有肾病的人应忌食。

常见甘味食物有红糖、红枣、桂圆肉、蜂蜜、米面食品等。

辛味食物，养肺理气

辛味养肺，辛味食物有发汗、理气的功效。经常食用，可预防风寒感冒，但患有肝脏疾病、痔疮、便秘以及神经衰弱者不可食用。

常见辛味食物有葱、姜、蒜、辣椒、胡椒等，既能保护血管，又可调理气血、疏通经络。

咸味食物，滋肾补阴

咸味滋肾，咸味食物可泄下、软坚、散结以及补益阴血，能够有效调节人体细胞和血液渗透、保持正常代谢的功效。肾虚者宜适当食用咸味食物，但是患有心脏病的人应忌食。

常见咸味食物有苋菜、紫菜、海带、海参、螃蟹、火腿等，都具有补肾等作用。

俗话说，过犹不及，进补也是这样，五味进补不宜太过。虽说五味入五脏，但也不是你想补肝就使劲吃酸，想补脾就多吃甘味……这样只顾及了相生的内容，却忽略了相克的禁忌。

《黄帝内经》中说："味过于酸，肝气以津，脾气乃绝。味过于咸，大骨气劳，短肌，心气抑。味过于甘，心气喘满，色黑，肾气不衡。味过于苦，脾气不濡，胃气乃厚。味过于辛，筋脉沮弛，精神乃央。"肝木和脾土相克，如果吃酸过多，肝木过剩就会克制脾土，补肝的同时反而伤了脾。所以健康饮食要五味搭配，忌偏食一味，只有五脏出了问题时，才可根据情况，在医生指导下辨证进补。

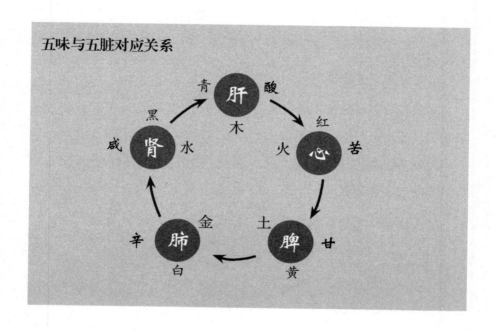

五味与五脏对应关系

喜怒哀乐也关乎五脏健康

怒伤肝，喜伤心，思伤脾，忧伤肺，恐伤肾。

——《黄帝内经·素问·阴阳应象大论》

"人有五脏化五气，以生喜怒悲忧恐。"五脏之气化生出五志，于是人有喜、怒、悲、忧、恐五种不同的情志活动，这些情绪如果过于激烈，也会让身体发生某些变化，对健康不利，即"喜伤心、怒伤肝、忧伤肺、思伤脾、恐伤肾。"所以，养生还需要控制好情绪。

养护心，勿过喜

《儒林外史》中有一个故事，讲的是范进中举，突然而来的喜悦让这个多年考试不中的书生发了疯。这可谓是过喜伤心的典型例子。因为过于欢喜会给人带来一种强烈的精神刺激，损伤心气，心气大动则精神易散，就会出现心悸、失眠、健忘，严重时甚至会引起精神失常或突然晕倒。

所以，即便是遇到开心的事，也要注意控制一下自己的情绪，否则心气消耗过度，神志涣散，喜事恐怕一下子就要转而成悲了。

克制怒，能保肝

肝主怒，主疏泄，性喜顺畅豁达。人之所以会发怒，是因为某种目的和愿望达不到预期的要求，或事情跟自己的意志发生冲突，使紧张的状态逐渐加深，最后形成怒气暴发出来。当人发怒时，肝气上逆，血气上涌，而肝是藏血的器官，因此发怒直接伤害到肝脏。

怒的程度不同，对肝脏和健康的伤害也会有所差异。电视剧里经常见到某人大怒时心脏病发作，血压升高，口不能言，最后住进医院。其实，这样的情景设置一点都不夸张，是有依据的。因为"怒则气上"，气过升而不降，会影响到肝的功能。"小怒"使人气血不和，有烦躁易怒、头昏目眩、食欲不振等症状。"大怒"可导致肝功能失常，出现气血逆乱的症状，严重的还会危及生命。

过于忧，伤害肺

《红楼梦》里的林黛玉要算是过于忧愁的代表人物了，她常年表现出来的症状就是咳嗽，咳嗽跟肺关系密切，说明她的肺是很不好的。

这与她性格内向、长期愁忧、抑郁有关，因为这样的情绪容易导致肺气闭塞。忧愁持续时间过长，就会使肺气闭塞而致病，肺气不畅，反过来又会使人很容易产生悲观、抑郁的情绪，形成恶性循环。

临床上看，胸闷、气短、呼吸不利、喘促咳嗽的人，大多都是肺气阻滞导致的，很大一部分也都有长期忧愁抑郁的表现。

思虑重，脾损伤

现代人生活都很累，一方面是身体累，另一方面是心累，思虑的事情太多。思虑太多，对健康的影响也是不可忽视的。中医认为："思则气结"，思虑过度，脾会受影响，食物运化会出问题，出现食欲不振、形容憔悴、气短、神疲力乏、郁闷不舒等。同时，因脾统血，脾伤还会因气血生化乏源，从而引发心神失散等疾病，如失眠、神经衰弱等。现代人患抑郁症的越来越多，也与思虑过度有一定的关系。

避惊恐，保护肾

《黄帝内经·灵枢·本神》中说："恐惧而不解则伤精，精伤则骨酸痿厥，精时自下。"意思是长期的过度惊恐会损伤肾精，从而出现骨节酸痛、足部萎软、遗精、滑精等症状。

过于恐惧会导致肾气不固，可干扰神经系统，出现耳鸣、耳聋、头眩、阳痿，甚至可致人死亡。

不过，《黄帝内经》中同时也指出："恐伤肾，思胜恐。"当感到恐惧时，不妨静下来思考、分析一下，或许事情并没那么值得恐惧，神志清醒了，思维正常了，恐惧也就消散了。

养肝就是养气血，气血足，人不老

一个人身体和精神状态好，我们会说这个人气色好，气色虽是外在的显露，却源于内在。尤其是与肝有着密切的关系。

中医认为，肝主藏血，肝好，人才能气血足，表现出来就是脸色红润、头发亮泽、声音洪亮、精神饱满，比同龄人更显年轻。

8 个信号提示肝脏有问题

《黄帝内经》中说："有诸形于内，必形于外。"原意是，人的身体内部有了毛病，一定会在身体表面显现出来。肝脏不好，身体外在的表现是很明显的。

信号一：急躁易怒

《黄帝内经》认为，肝"在志为怒"。如果肝的疏泄功能失衡，肝气抑郁，就会表现为易怒。大怒反过来又会伤肝。

信号二：眼干口苦

中医认为，"眼为肝之外候"，肝开窍于目。所以若是肝脏产生某些病变，一般都会在眼睛上呈现出来。比如，眼睛干涩、视物不清等。

眼睛干涩的同时还可能伴有口苦，《黄帝内经·素问·奇病论》中说："胆虚气上溢，而口为之苦。"肝气郁结可导致胆经瘀滞，使一部分胆汁被逼流进胃里，胃通于口，所以就会让人觉得口苦。

信号三：牙龈出血、鼻出血、皮肤有青紫色淤痕

肝有藏血的功能，如果肝功能出现异常，比如肝火过旺，就会逼迫血液妄行，从血管中溢出来，无法回流至肝脏而沉淀在脏腑组织中，出现一些异常出血症状，比如牙龈出血、鼻出血、眼底出血等，而且出血时止血比常人慢。如果有慢性肝病，皮肤还经常会出现不明原因的青色或紫色淤痕。

信号四：指（趾）甲异常

《黄帝内经》上说："肝者……其华在爪。"意思是说肝脏的健康状况会表现在指（趾）甲上。如果指（趾）甲颜色黯淡、萎软易短，甚至容易变形或脆裂，就表明肝血不足，如果颜色或形态变化严重，则可能存在比较严重的肝病。

信号五：面色发黄

中医认为，脸色发黄与气血不足、脾胃虚弱有很大的关系。其实，归根结底在于肝脏。因为"肝藏血"，肝血不足，脸部皮肤组织得不到血液的滋养，就会变得暗黄；脾胃是气血生化之源，肝血不足或肝火过旺，会影响到脾胃的消化吸收功能，使气血化生不足，从而影响面色。

肝脏不好时，胆红素代谢异常，可致黄疸，主要症状表现为皮肤、巩膜等组织的黄染，黄疸加深时，尿、痰、泪液及汗液也被黄染，但唾液一般不会变色。

信号六：四肢无力

《黄帝内经·素问·五脏生成》中说"足受血而能步，掌受血而能握，指受血而能摄"，"肝主筋"。肝血具有濡养全身筋膜的功效，如果肝血不足，筋失濡养，时间长了，人就会感到没有力气。

信号七：食欲不振、恶心、呕吐

如果肝发生病变，肝细胞大量受损，分泌胆汁的功能就会降低，从而影响脂肪的分解，就会产生食欲不振、消化不良等症状，而且会厌油腻。乙肝患者通常就会出现厌油腻、恶心、呕吐、腹痛、腹泻、便秘等。

信号八：肝区疼痛

　　肝区疼痛已经是比较严重的肝病症状反映了。乙肝患者疼痛部位一般出现在右上腹部，也就是肝区，由于肝和胃的位置较近，千万要注意不要错把肝区疼痛当成了胃疼来治，以免耽误病情。

别让错误的生活方式伤了你的肝

　　人的五脏六腑功能会随着年龄的增长逐渐由盛转衰，这是自然的过程，我们除了注重养护，无法逆转生命衰老的自然规律，然而某些错误的生活方式导致的身体伤害我们却是可以避免的，想要肝好，下面这些生活方式一定要注意避免。

⊙ 大怒伤肝，要及时疏泄

　　人或恚怒，气逆上而不下，即伤肝也。

　　　　　　　　　　——《黄帝内经·素问·本病论》

　　生活中总会发生让人愤怒的事，愤怒不但会影响心情，更重要的是还会影响健康。生气对肝的影响最明显。大怒会导致肝气上逆，血随气而上溢，也就是气往上冲，血往上涌。如果有心脑血管方面的疾病，很可能就会导致不良的后果，比如脑出血。所以养肝在情绪方面首先要做的就是制怒，特别是肝病患者更要注意避免发怒。

经常发怒的人，不妨试试下面几种方法来避免发怒。

一、放松心情

当你感到生气，即将怒火中烧的时候，要立即想到，这是在伤害自己的身体，这时要尝试着放松自己，避免冲突发生。当怒气稍降时，可以对刚才被激怒的情境进行一下反思，看看是否值得发怒。经常进行这样的反思，你发怒的次数就会越来越少。

二、转移注意力

当你遇到将会生气、可能发怒的事情时，最好尽快离开此人此地，换换情景，以避免怒气形成。例如散散步、逛逛公园、看看电影、听听音乐，总之，用各种办法使自己的注意力从发怒的人或事上转移开去。

三、试着忘却

不愉快的事既已发生，生气、发怒也于事无补。如果能够试着暂时忘却它，就不会使自己陷入烦恼或发怒的境地。忘却的方法有很多，比如把注意力集中在工作上，或是尽量找些事来做，要通过手脚不停、脑子不闲而忘却烦恼，摆脱使人发怒的情境。

四、退一步，海阔天空

有一些令人烦恼或者容易使人动怒的事，如果暂时无法解决，不妨做些让步。理智的让步不仅对自己有好处，也会引起他人对你的谅解。而且事情过后再反思，或许就会认识到当时如果动怒其实是完全没有必要的。

⊙ 酒，少饮养生，过量伤身

"何以解忧，唯有杜康。"喝酒可以解愁，可以联络感情，而且古人认为，酒是谷之精，是粮食的精华，所以是有养生功效的，能够活血化瘀，促进新陈代谢。但是，这是以饮酒适量为前提的，如果饮酒过量，则会给肝脏带来伤害。

饮酒后，身体内的乙醇脱氢酶会将酒精（乙醇）氧化并分解，形成对肝脏损害极大的有毒物质——乙醛。肝脏是人体的解毒器官，也是乙醇的过滤系统。通常情况下，乙醇会被分解为无毒物质排出体外，但仍有部分乙醛不能被完全分解而进入肝脏。当饮酒的量超过肝脏的承受能力时，肝细胞就会大量受损，肝功能因此失衡，肝脏有可能发生结构破坏或脂肪沉淀而导致脂肪肝，严重的甚至会导致酒精性肝炎或肝硬化。

肝细胞虽然有很强的再生能力，但如果长期过量饮酒，肝细胞不断地进行乙醇解毒，其再生能力就会明显受到遏制。

更重要的是，乙醇还可损伤人体防御系统，降低人体免疫力，使肝脏细胞发生一系列病变，甚至发生癌变。

那么，饮酒多少才算健康呢？一般来说，每天饮酒的酒精摄入量以不超过 20 克为宜，也就是说，40 度的白酒，每天饮用不应超过 50 克。而且切不可空腹饮酒，那样酒精会迅速被人体吸收，肝脏就会面临巨大的解毒压力。

⊙ 劳逸结合，别让肝脏负担太重

《黄帝内经》中说："肝者，罢极之本。""罢"，指耐受的意思；

"极"指极限。也就是说，如果肝脏有病，就会出现疲劳、乏力的症状。反过来，过度劳累不仅会让身体觉得十分疲乏，同样也会让肝脏不堪重负而出现问题。

中医认为："人动血行于诸经，人卧则血归于肝。"人累了需要休息，身体才能恢复，肝脏也是如此。过度劳累，血液不能回流肝脏，一直运行于身体各处，肝超负荷运行，却得不到充分的滋养，长期下去就会产生疾病。

肝脏是人体的解毒器官，如果过度劳累，其解毒能力就会降低，肝脏中堆积的毒素会越来越多，肝细胞被毒素损害，就会产生病变，所谓"过劳成疾"就是这种情况。对于肝脏本来就不好甚至有慢性肝病的人来说，更是要注意休息，病毒活动期或者病情严重的时候还应当卧床静养。

⊙ 是药三分毒，乱吃药很伤肝

肝脏是人体自备的"解毒工厂"，它负责几乎所有进入人体的食物和药物的解毒工作，本就十分繁忙，若是用药不当，更是会给肝脏增加负担。所以，在服用药物时，一定要遵医嘱，切不可擅自购买或加大用量。

以下几种服药方法普遍存在，但却会对身体造成较大的伤害，一定要避免。

一是过量用药

不少患者按说明书服用药物后，症状却没有按照预期减轻或及时消除，于是往往会不遵医嘱的间隔再次服用，于是导致过量用药。尤其是感冒药、安眠药、平喘药、止痛药、抗生素等最容易用过量。

二是多药同用

很多药物也许其本身对于肝脏的损害并不太明显，但是两种药物混用却可能产生较大的毒性，对肝的损伤自然更大。例如别嘌呤醇与巯基嘌呤合用可增加药物的肝毒性。乙醇也可加重药物的肝毒性，因此服用伤肝药物期间不宜饮酒。在服用辛伐他汀、阿托伐他汀、普伐他汀等他汀类降脂药时，若饮用大量柚子汁或食用新鲜柚子，可能促使药物在体内蓄积，增加肝脏损伤。

三是长期服用中药

中药虽然大多数都是植物，但既然是药就会有毒性。中医在开药的时候会辨证论治，配伍减毒，以减小对肝脏的影响，然而有很多人认为中药无毒，就自己开药方，而且长期服用，这是很危险的。即使某些中成药，其肝毒性也是不可忽视的，比如复方制剂壮骨关节丸、消银片（丸）、六神丸、葛根汤、防风通圣散、湿毒清、消咳喘片、牛黄解毒片、天麻丸等。所以，服用中药或中成药，一定要找中医师诊断后再开方，切不可自行配制，也不可长期服药。

四是随意吃非处方类药物

非处方类药物在药店就能买，很多人买起来也很随意，即使是非处方类药物，如果服用的剂量超标，也会造成肝损伤。有些药物成分，比如对乙酰氨基酚（扑热息痛）等，在很多不同商品名的感冒药和止痛药中都含有，但有些患者为了增强疗效而同时吃几种感冒药，无形中就增加了乙酰氨基酚的剂量，容易造成肝损害，甚至发生爆发性肝衰竭。所以在服用非处方药物前一定要仔细阅读说明书，千万不要擅自加大药物剂量或长时间使用同一种药物治疗。

女人养血先养肝，肝好人才能如花般绽放

女人一辈子都和血有割不断的关系，除了每个月必须来的"好朋友"，怀孕、生产、哺乳，女人一生所经历的每一个生理过程都和血息息相关，所以中医上说："女人以血为本，以血为用。"

《黄帝内经·素问·上古天真论》中说："女子二七，天癸至。"女性到了一定年龄，在肝的疏泄作用下，经血按月而至，形成月经，进入青春期。肝藏血，调节全身血液，月经的正常与肝血是否充足有着密切的关系。而且补养好肝脏，气血充盈，肌肤就会细腻滋润，头发乌黑有光泽，由内而外散发美丽的气息。

对于孕产期的女人来说，由于需要泌乳，再加上分娩时流失了大量血液，还有照顾孩子的辛劳，很容易脾胃虚弱、阴血不足，因此更要注意健脾养胃、滋养肝血。

女性养血首先是要睡眠充足，最好晚上 11 点钟之前入睡，睡前泡泡脚可以帮助尽快入睡。同时，保持乐观的心态有助于肝气疏泄，身体里的造血细胞就能正常工作。睡眠充足的人，肝血就充足，能使皮肤红润有光泽。

日常生活中，也要注意营养的合理搭配。适当多吃些具有补血功效的食物，如动物肝脏、动物血、鱼、虾、蛋类、豆制品、黑木耳、黑芝麻、红枣、花生以及新鲜的蔬菜、水果等。

丑时熟睡是最好的养肝方式

肝主藏血，人卧血归于肝。肝脏具有藏血、调节血液的功能，睡眠时身体大部分血液会流入肝脏，不仅有利于增强肝细胞的功能，提高解毒能力，加快新陈代谢，还能促进血液的更新和再生。《温病条辨》中就说："肝主血，肝以血为自养。"所以，只有休息好，才能使肝脏得到休息，肝血得以再生而变得充足。

关于睡觉，中医很有讲究，认为丑时（即凌晨 1 点 ~3 点）是肝经当令，此时气血运行到肝经，肝血最为旺盛，人体应当处于深睡状态，让身体得到完全的休息，否则肝的修复功能受到影响，体力无法恢复。

《黄帝内经》中说："人动则血运于诸经，人静则血归于肝脏。"丑时熟睡，全身各部分的活动量减少，外周的血液需要量也相应减少，部分血液便归藏于肝。

肝脏除了藏血，还有一个重要的功能就是排毒，成年人的正常睡眠时间为 8 个小时左右，而凌晨 1 点至 3 点应该是成年人进入深度睡眠的状态。此时，肝脏处于排毒时间，也是人体养肝血的最佳时间。倘若此时人体还未休息，肝脏排毒就会受到影响，进而引发一系列健康问题。

研究发现，经常熬夜的人肾上腺等分泌激素会高于正常睡眠的人群，新陈代谢压力也会随之增大，其器官的衰老速度会加快，皮肤的衰老也不可避免。我们在熬夜之后总是会发现自己精神疲惫，肤色暗淡，就是这个原因。

有时候熬夜可能无法避免，这个时候不妨适当运用点方法，也能让肝不至于大受损害。首先是最好能在凌晨 1~3 点（丑时）睡上一会儿，就能给肝脏一个休息的机会，继续工作也会有精神。其次是多吃一些营养丰富的食物，如牛奶、蛋类、瘦肉、豆制品等，吃些清淡可口、细软的饭菜，补充含丰富维生素 A 的食物，如动物肝脏、蛋黄等，并注意多吃水果，这些都可以帮助肝脏恢复活力。熬夜会损伤人体阴液，使得肝燥而发生肝火旺的情况，所以还要注意多喝水。

养肝要善动，3 种运动要常做

肝应春，喜动，适量的运动能让肝气畅通，有助于提升肝脏功能。肝气不舒、肝功能不好的人尤其要常运动。

⊙ 慢跑能提升肝脏功能

慢跑既没有高难的技巧也没有严格的场地限制，但它却能锻炼肌肉，燃烧脂肪，提高身体免疫力，帮助我们保持健康。

慢跑能吸入更多的氧气，血液循环加快，代谢也相应加快，一定程度上也缓解了肝脏的排毒压力。

适当的慢跑能让身心放松，有助于减轻压力，保持良好的身心状态，这对肝来说也是一种很好的保养。

对于患有脂肪肝的人来说，慢跑也是非常有益的，每天坚持慢跑，每次持续 20~30 分钟，坚持一段时间，脂肪肝就能得到很好的控制，并逐步向好的方面发展。

慢跑最重要的是要掌握速度与呼吸节奏，要保持上肢放松、下肢有弹性，自然摆臂，呼吸均匀，两步或三步一呼一吸，以较为缓慢的速度跑动。这样才能达到健身的目的。

⊙ 经常拉筋，筋舒则气顺

《黄帝内经》中说："肝主筋。"肝与筋是相辅相成的关系，肝的气血充盛，筋膜得肝血滋养，则筋力强健，运动灵活。反过来，筋膜强健，气血通达，亦可使肝气舒畅调达。所以，平时我们可以做一些简单的拉筋操，既活络筋骨，又能养肝护肝。

不过要注意的是，拉筋的运动力度稍微偏大，所以患有高血压、心脏病、骨质疏松症以及长期体弱多病者，想要练习拉筋操，需先向医生咨询，以免拉伤肌腱或引发其他不适。

下面介绍几种简单的拉筋动作。

一、横位拉筋

这个动作比较简单，穿着宽松的衣裤，将大腿尽量劈开，也就是拉腿上的大筋。中医上将男性生殖器称为"宗筋"，即诸筋汇聚之意，所以改善"筋"的供血，就是从源头来解决肝的问题，同时也解决生殖系统的问题。

这个动作有两种做法：一是仰卧在床上，双脚朝上，臀部和两条腿都贴在墙上，双脚尽量分开，如同英文字母 V；二是平躺在床上或地上，两腿尽量向两边水平展开拉10分钟，这一式需有人帮助拉开腿。

一开始练 V 式时两腿的夹角很难分得太大，两腿内侧也会非常酸痛、紧张，还会感觉到足底的脉搏"噔噔"地跳动，每天坚持做，两腿夹角就会逐渐加大，逐渐达到坚持 15 分钟以上。这套动作每天早中晚可以各练习 1 次。

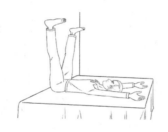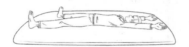

横位拉筋

二、坐位压腿

这个练习可以坐在床上或地毯上做，甚至可以边看电视边做。先把双腿伸直并在一起，脚尖回勾，双手抓着脚趾，身体慢慢向下压。

刚练习时，不要总想着身体能快点压下去，追求身体贴着腿的感觉，这样用的是蛮力。能不能压下去不是主要的，关键在于过程，只要腿后的大筋有拉伸感就可以了。这感觉不要太强，否则容易拉伤韧带。这个动作能直接锻炼到肝、肾二经。

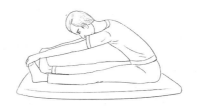

坐位压腿

⊙ 伸臂翻掌转腰操

前面的拉筋动作，主要是锻炼下肢的肝经，肝经除了运行于下肢内侧，还有一段是在胸腹部，刺激这一段经络对于保证肝血充足、肝气顺畅，促进肝脏健康也是很有好处的。由于这一段经络之下是脏腑，拍打或按揉，如果掌握不好力度，可能会伤及内脏，所以一个比较安全的方法就是采用转腰等动作来达到拉伸刺激的目的。

一、按掌转腰

端坐，两腿分开，两手掌重叠按住左腿根部，两臂伸直，略用力，身体缓缓向左转动 3~5 次，感觉右腿内侧有拉伸感。另一侧采用同样的方法。

二、伸臂翻掌

端坐，两手相握，屈肘置于胸前，用力向左右方向拉，反复做 3~5 次，然后两手在胸前前后翻掌 5~6 次，同时转动上身。

身体转动时动作不宜过大，以感觉侧胸部有拉伸感为宜。伸臂时要用力，翻掌时两手也要左右用力。

这两套动作使肢体、腰背用力，可发挥行气血、动关节、通经络的作用，而且肝经循环于两侧肋部，经常做一做这两套动作，有助于促进肝经气血畅通。

肝经蕴藏肝脏健康的密码

经络穴位与人体五脏六腑紧密相关，每一条经脉都对应着一个脏腑。刺激体表的经络穴位，相关脏腑就能得到调理。其中与肝相对应的是足厥阴肝经。各种与肝相关的疾病，如肝炎、肝硬化、脂肪肝，及胸胁胀满、口苦、心情抑郁或易怒等症状，都可以通过按摩肝经来调理。

⊙ 推肝经能保养肝脏

经络与脏腑相连，所以调理位于体表的经络，实际上就是对内在的脏腑起到按摩调理作用。通过合理地按摩肝经，就可以达到疏肝理气、调节情志的目的，从而使肝脏得到良好的保养。

肝经起自于大脚趾外侧，沿着足背上行，经内踝前方，上行小腿内侧面，过膝盖内侧，续行大腿内侧偏后方，绕过阴部，沿着腹部外缘往上，止于胸部外侧肋骨下缘。

调理肝经最简单的方法就是推肝经。坐在床上或垫子上，右腿向前伸直，左腿弯曲平放，双手交叠，掌根压在左侧大腿根部，沿着大腿内侧肝经的位置，稍用力向前推至膝关节下方，反复推动四五十次，然后换另一只腿，用同样的手法推。

推的时候可以隔着衣服，也可以在皮肤上涂些润肤油，直接贴着皮肤推，效果更好。每晚推一推，就能疏肝理气，活血化瘀，去肝火。女性经常推，能让气血畅达，显著改善气色。

大腿的内侧有三条经络，中间是肝经，靠近正面的是脾经，靠近后面的是肾经。坐下屈膝外展，使大腿内侧朝上，正中的就是肝经。

膝盖以下的一段肝经，可以采取敲打的方式来刺激，手握空拳，沿着肝经从上往下叩打就行。

⊙ 经常嗳气胸闷，按揉期门穴就舒畅

人免不了有心情抑郁、胸闷不舒的时候，此时有一个特别简单的方法就能缓解，那就是按揉两肋。因为肝是主疏泄、调节气机的，如果肝的疏泄功能正常，则气机调畅，气血和谐，人的心情就会愉悦、开朗；反之，疏泄功能不正常，气机不畅，就会出现焦虑、抑郁、烦躁等负面情绪。而肝经的上段就分布在人体的两肋，常按揉这个区域能起到疏肝解郁的作用。尤其是乳头直下与第6肋间交点处的期门穴。

期门穴为肝经的募穴，募穴是脏腑之气汇聚于胸腹部的特定穴位。《伤寒论》中就提到这个穴位，认为是疏泄肝胆的首选穴位，对调理肝脏有很好的效果，能疏肝利胆，和胃消食，辅助治疗胸胁胀痛、腹胀、呕吐、胃脘痛、黄疸、消化不良等症。临床上常用它来辅助治疗肝炎。

期门穴位于乳头正下方，第6肋间隙，前正中线旁开4寸。找这个穴位时可以先找到巨阙穴。巨阙穴位于人体前正中线上，左右肋骨相交处往下2指宽处即是（当脐中上6寸）。然后顺着乳头垂直向下画一条直线，这条直线与巨阙穴水平相交的位置即是期门穴。

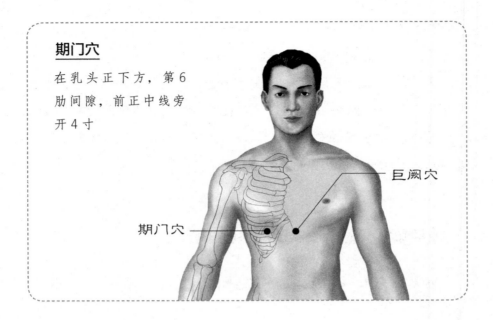

期门穴

在乳头正下方，第6肋间隙，前正中线旁开4寸

巨阙穴

期门穴

刺激期门穴时可以采用按揉的方式，以感到酸胀得气为佳，每次按摩时间在2~3分钟。每天抽出一定时间来刺激一下期门穴，既可护肝，又没有任何副作用。

期门穴不容易找准，也没关系，在这个部位还分布着肝经的其他穴位，如章门穴等，只要坚持按揉，都能对肝脏起到良好的调理作用。

也可以用刮痧板的一角在此部位进行刮拭，刮拭动作要慢，要轻柔，在刮拭过程中，注意寻找疼痛或结节的部位，重点刮拭。

⊙ 贫血、月经不调，找三阴交穴来调理

相对于男性，女性一生之中更容易发生贫血的情况，因为经、带、胎、产等生理过程总是在耗损着女性的气血。除了容易贫血，月经不调也是经常出现的问题。这些与血相关的问题都需要从肝上来调

理。有一个穴位对于调理肝血非常有效，那就是三阴交穴。

俗话说："常揉三阴交，终身不变老。"因为三阴交穴是足太阴脾经、足厥阴肝经、足少阴肾经三条阴经的交会穴，一穴可调理三"阴"，所以对于气血的调节有着独特的作用。按揉三阴交穴不但能够健脾胃，还可养肝血、益肾精。

三阴交穴在小腿内侧，内踝尖上3寸，胫骨内侧缘后际。这里的寸指的是手指同身寸，3寸就是将拇指以外的4指并拢，从食指第2关节侧缘到小指第1关节侧缘的宽度。将小指第1关节侧缘贴在足外踝尖上，食指第2关节侧缘处即是三阴交穴。注意穴位在胫骨内侧面后缘。

按摩时盘腿端坐，用一只手的四个手指抓握住足外踝，大拇指屈曲垂直按在三阴交穴上，拇指有节奏地左旋15次，再右旋15次，另一侧手法相同，以感觉有酸麻胀感为宜。

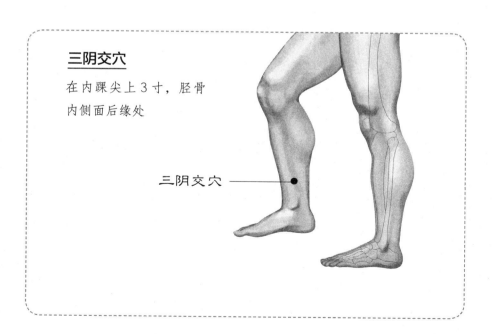

三阴交穴

在内踝尖上3寸，胫骨
内侧面后缘处

三阴交穴

按揉三阴交穴时如果感觉到疼痛，就说明身体存在气血不畅的问题，慢慢按揉，坚持一段时间，疼痛就会减轻甚至消失，说明经络气血通畅了。

三阴交穴最重要的作用就是调血，月经不调、痛经、贫血的女性经常按揉或艾灸此穴，生血调血作用是很明显的。还能改善面色不荣、手脚发凉、皮肤长斑等问题。

三阴交穴可不仅仅是女性专用穴位，人人都可以用。生活中常见的脾胃问题，比如脾胃虚弱、消化不良、腹胀腹泻等，都可以按摩三阴交穴。经常失眠的人，按按三阴交穴也是很有帮助的。

身体怕冷的人，每天晚上睡觉前可以泡脚，热水要没至三阴交处，再配合按揉，不仅能调畅通气血、调理月经，还能让睡眠更踏实。

⊙ 火气大，按按太冲穴来发泄

肝主怒，肝不好的人，往往火气大，这时不妨按按太冲穴。

太冲穴是人体足厥阴肝经上的重要穴位之一，是肝经的原穴。在经络学中，原穴起着调控该经总体气血的作用。人发怒上火的时候必然反映在肝经经络上，这个时候在太冲穴处，往往就会出现压痛感，这时按摩太冲穴，就可以起到疏肝气、泄肝火的作用。肝气舒畅了，发怒的情绪自然就化解了。

太冲穴位于足背侧，当第 1 跖骨间隙的后方凹陷处。以手指沿足大趾、次趾夹缝向上移压，压至能感觉到动脉映手，即是太冲穴；或者足大趾、次趾夹缝向脚背方向 2 横指后，即是太冲穴。

太冲穴在骨缝中，按摩的时候可以用拇指指端的侧面垂直下压并揉动穴位，也可以用一支笔的圆头按揉，会有明显的酸麻胀的感觉，

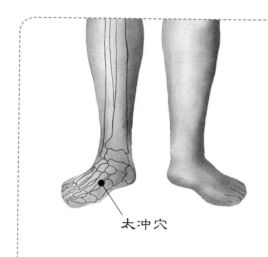

太冲穴

在足背，第1、第2跖骨
间，跖骨底结合部前方凹
陷中，或触及动脉搏动

太冲穴

而且往腿上和脚趾处放射。力度以能忍受为度，每次按揉2~3分钟。

按摩太冲穴不仅能缓解发怒的情绪，与肝有关的疾病或症状，如头痛头晕、高血压、胁肋疼痛、月经不调、痛经、目涩眼花等，都能得以改善。

有些女性，月经期间会出现乳房疼痛，还有些是有乳腺增生，这些症状，也可以通过按摩太冲穴来调理。因为乳房胀痛多是由于情志抑郁，气滞不舒，气血周流失度，蕴结于乳房胃络，乳络经脉阻塞不通而引起的。按揉太冲穴可以疏肝理气、除烦解郁，如果配合三阴交穴，同时理肝、脾、肾三经之气，效果就更好了。

⊙ 烦闷焦躁，大敦穴理顺你的肝气

肝出于大敦，大敦者，足大趾之端，及三毛之中也，为井木。

——《黄帝内经·灵枢·本输》

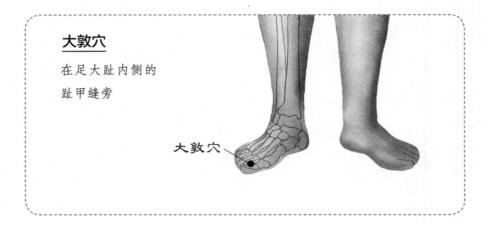

大敦穴

在足大趾内侧的
趾甲缝旁

大敦穴

大敦穴是肝经的首穴，位于大脚趾内侧的趾甲缝旁边，足大趾（靠第2趾一侧）甲根边缘约2毫米处。

大敦穴是一个井穴，井是源头的意思。《黄帝内经·灵枢·九针十二原》上说："所出为井。"意思是说井穴在经脉流注方面好像水流开始的泉源一样，所以按摩此穴能生发肝经气血。

烦闷不堪时，按揉大敦穴

很多人在生气或心情郁闷的时候，往往感觉不到饥饿，不管面对着什么样的美食，就是没胃口。有的人还很无奈地说"气都气饱了"。甚至有气性大的人，生气之后会连续好几天吃不下饭，头脑也不清醒。要改善这种食欲不振的情况，就要找到生气的源头，从疏肝调肝开始。按摩大敦穴是个好办法，可以缓解紧张焦虑的情绪，使人头脑清晰、神清气爽，所以这个穴位也被视为镇静和恢复神智的穴位。

人在生气的时候，往往有气血上冲的情况，甚至会头脑一热而失去理智，做出某些冲动的事情。而按摩大敦穴就能够防止这种情况发生。

大敦穴还能调理血压

大敦穴还是一个非常有效的降压穴，可以说是人体自带的降压药，如果患有高血压病，就要好好地利用它来调理。

中医学认为，高血压病是以肝的疏泄功能失调导致的肝气郁结、肝阳上亢、冲任失调为特征。肝气的疏泄关系到人体气机的升降与调畅，只有肝气疏泄正常，人才能气血和平，心情舒畅，而不为病所伤。若有各种精神刺激，尤其是急躁易怒引起情志不和，郁怒伤肝，气滞而血行不畅，会导致肝气上逆，血压升高。刺激大敦穴就可以将这些阳气拉下来，这叫引血下行，是中医里面治疗肝阳上亢一个重要的手段。

容易动怒生气的人，常揉大敦穴，既避免了生气伤肝，还防止了潜在的血压升高的危险。

正坐垂足，屈曲左膝，把左脚抬起放在椅子上。用左手轻轻握住左脚的脚趾，四指在下，大拇指在上。大拇指弯曲，用指甲尖垂直掐按穴位，用力至有刺痛的感觉。先按左后按右，两侧穴位每天各掐按 3~5 分钟即可。

艾灸大敦穴可以调理肝脏，促进肝经气血畅通，振奋人体阳气，增强自身调整功能，而且对肝气不舒所致抑郁、视力减退、月经不调等都有调理作用。将艾条点燃，置于大敦穴上方悬灸 10 分钟左右，每天 1 次。

☉ 头晕目胀肋痛，常揉肝俞穴

肝俞穴是肝的背俞穴，是肝的元气在身体背部汇聚而成的"水潭"，肝俞穴内应于肝，对所有与肝脏有关的病症都有调理作用。经常刺激肝俞穴，可以治疗肝郁气滞引起的胁肋疼痛、目胀、头晕、胸部憋闷、爱叹息、女性乳房胀痛、月经不调、痛经等问题。肝俞穴与太冲穴（肝经的原穴）搭配，在中医里属于"俞原配穴"法，能够补肝阴，柔肝养血。

肝俞穴位于背部脊椎旁，第9胸椎棘突下，旁开1.5寸。

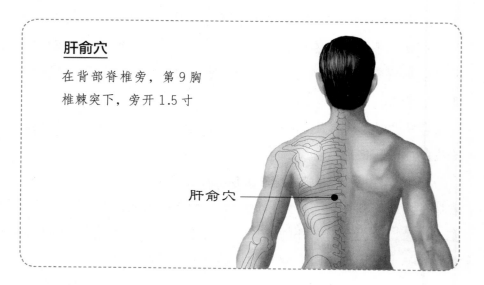

肝俞穴

在背部脊椎旁，第9胸
椎棘突下，旁开1.5寸

肝俞穴

取穴时最好俯卧，找到第9胸椎棘突，其左右2指（食指和中指并拢）宽处，左右各1个。两肩胛骨下缘的水平连线与脊椎相交的椎体为第7胸椎，往下数2个椎体即第9胸椎。

肝俞穴不仅有疏肝利胆、理气明目、通络利咽等功能，还可以散发肝脏之热，对胃脘痛、腹痛、腹泻、中风、脊背疼痛等症有很好的缓解作用。

肝俞穴虽然功效强大，但使用起来有局限性，因为它在背部，按摩时需要他人帮忙。在这里教给大家一个好方法：利用按摩锤敲击肝俞穴。找到穴位后，自己取坐位或站位都可以，手持按摩锤，背向身后轻轻敲击该穴，不但能刺激到穴位，还能活动肩胛骨和手腕。特别适合经常伏案工作者放松之用。后背的穴位众多，一般也没什么禁忌，所以不用担心敲的部位不准确。

很多人经常应酬，难免宿醉。宿醉很伤身，往往会有呕吐、头痛症状，甚至到第2天症状也不会消失，非常难受，这个时候就可以按摩肝俞穴来缓解。做法是：仰卧，在背部垫一个枕头，伸展双臂，采用腹式呼吸，5分钟后，翻过身，用拇指按揉肝俞穴，呕吐、反胃的症状会慢慢减轻甚至消失。

青色食物让肝轻松舒畅

东方青色，入通于肝。

——《黄帝内经·素问·藏气法时论》

中国饮食文化讲究色香味俱全，其中色摆在第一位，足以见得人们对食物的颜色特别重视。丰富的食物颜色不仅可以给人视觉上的享受，还能均衡营养，保证健康。

《黄帝内经》认为，肝主青色，青色入肝经。也就是说，青色的食物有疏肝护肝的功效，经常食用能疏通肝气、滋养肝血、清除肝火，从而起到保护肝脏的作用。

那么何为青色呢？有人说是蓝色，还有人说是绿色，更有人说是一种介于蓝色与绿色之间的颜色。其实这些说法都是模棱两可的。《黄帝内经》中说："东方青色，入通于肝。"青即东方色，东方色代表着万物的初始，也就是说青色乃草木刚刚生长的颜色，人们在日常生活中要吃的青色食物必须是新鲜的、色泽青绿的蔬菜，比如西兰花、毛豆、菠菜、芹菜、莴笋、芦笋、空心菜等。

青色食物护肝主要体现在三个方面：

一、助肝排毒

《黄帝内经》中说"肝为将军之官"，在人体中默默沉受着解毒的繁重工作，我们吃入的食物以及身体产生的代谢物都需要肝脏"中转"分解。绿色食物中富含大量的膳食纤维，能润肠通便，帮助身体将一部分毒素排出体外，从而减轻肝脏的负担。

二、清肝泻火

绿色食物大多性质偏凉，能清肝泻火，并作用于肝、胆，调节肝脏功能，有缓解伤筋、劳肝之苦的功效。

很多人早上起床会感觉口苦咽干，多数都为肝胆有热、胆气熏蒸所致。这类人尤其要注意多吃青色食物。

三、缓解情绪

青色还有利于减轻人的心理紧张，特别是有肝病的人。青色食物以及户外的绿色环境等，都有助于缓解紧张、焦虑等情绪，对促进肝病康复有益。

⊙ 菠菜，养血止血清热毒

菠菜可以说是青色食物的代表了。《本草纲目》中说："（菠菜）通血脉，开胸膈，下气调中，止渴润燥。"菠菜性凉，味甘，具有补血止血、利五脏、通血脉、止渴润肠、滋阴平肝、助消化、清理肠胃热毒的功效，对肝气不舒并发胃病的辅助治疗常有良效。对春季里因为肝阴不足引起的高血压、头痛目眩和贫血，肝火过旺引起的口干咽燥、目赤肿痛、头痛等不适等，也都有较好的缓解作用。

从现代营养学角度来看，菠菜含有丰富的胡萝卜素、维生素C、钙、磷，及一定量的铁、维生素E、芸香苷、辅酶等有益成分，能供给人体多种营养物质，其所含的铁质容易被人体吸收利用，对缺铁性贫血有较好的辅助治疗作用。菠菜中的膳食纤维具有促进肠道蠕动的功效，能帮助预防便秘。

中医里面用菠菜的小偏方有很多，下面列举几个简单食疗方。

视力模糊、两目干涩
取鲜菠菜500克，羊肝100克（切片），水烧沸后放入羊肝，稍沸后再下菠菜，并加入适量盐、香油即可。

糖尿病
菠菜根100克，鸡内金15克，用水煎服。每天1剂，分2~3次服。具有敛阴润燥、止渴的功效，对于糖尿病、消渴饮水无度等有一定的辅助治疗作用。

视物不清
菠菜200克，洗净，入沸水中稍微汆汤；鲜藕200克，去皮切片，入沸水中汆汤至断生。将菠菜、莲藕一起加盐、香油、醋拌匀。每天食用2次。

便秘

新鲜菠菜250克，洗净，切段，然后入沸水中余烫至软，捞出加香油拌匀。每天食用2次。

菠菜含草酸较多，有碍身体对钙的吸收，故吃菠菜时应先用沸水烫软，捞出再炒。菠菜不宜与豆腐等含钙量较高的食物混合做菜，如菠菜煮豆腐等，因为草酸与钙反应会生成草酸钙，草酸钙会形成结晶物潴留于泌尿道，引起结石。

菠菜性凉，所以一次食用不宜过多，肠胃虚寒、容易腹泻者少食。

猪肝菠菜汤

【**材料**】猪肝100克，菠菜200克，胡萝卜半根，姜3片、盐适量。

【**做法**】1猪肝洗净切片；菠菜洗净，焯一下；胡萝卜洗净切丝。

2.锅里放适量水，放入猪肝、姜片，大水烧沸，再放入菠菜、胡萝卜小火煮3分钟，加盐调味即可。

【**功效**】滋阴补肾，养肝明目。适合肝肾阴虚所致的眼睛干涩、肠燥便秘等。

菠菜鸭血汤

【**材料**】鸭血200克，菠菜150克，枸杞子10克，姜片、葱段、香油、盐各适量。

【**做法**】1.菠菜洗净切段，入沸水中焯一下；鸭血切片。

2.砂锅内加适量清水，放入葱段、姜片、鸭血，大火煮开后转中火煮5分钟，放入菠菜、枸杞子，加盐略煮片刻，淋入香油即成。

【**功效**】清肝热，养肝血。适用于肝火过旺、肠燥便秘者。

⊙ 芹菜平肝清热，是天然的降压药

和菠菜一样，芹菜也属于青色食物。具有平肝清热、祛风利湿、凉血止血、解毒宣肺、清肠利便、润肺止咳、降低血压、健脑镇静等多种功效。《本草推新》中说，芹菜"主肝阳头晕，面红耳赤，头重脚轻，步行飘摇等"。这些症状与我们今天所说的高血压、动脉硬化等心脑血管病症很相似。经常吃芹菜，还对更年期综合征有预防和缓解作用。

芹菜含铁量较高，能补充妇女经血的损失，食之能避免皮肤苍白、干燥、面色无华，而且可使目光有神、头发黑亮。男性常吃芹菜能清热解毒，对预防脂肪肝有益。中老年人适量吃芹菜，能促进肠胃蠕动，润肠通便，还能平肝降血压。

芹菜属于高纤维食物，所含膳食纤维能促进肠胃蠕动，加快粪便在肠内的运转时间，减少致癌物与结肠黏膜的接触，从而达到预防结肠癌的目的。

芹菜还是很好的解酒食物。因为高纤维能加快胃部的消化和排空，然后通过芹菜的利尿功能，把胃部的酒精通过尿液排出体外，以此缓解胃部的压力，起到醒酒保胃的效果。

中医上治疗肝郁、肝阳上亢等也常用到芹菜。

肝郁头痛

芹菜茎 100 克，百合 30 克。洗净，一起煮熟后食用。

肝郁失眠

芹菜茎 100 克，酸枣仁 9 克。水煎服，每天 2 次。

高血压

芹菜 50 克，洗净，切末，粳米 100 克，淘洗干净后加水煮粥，粥将熟时加芹菜末拌匀。佐餐食用。

糖尿病

鲜芹菜500克，洗净捣汁，每天分3次服用，连服数天。

芹菜炒百合

【材料】芹菜400克，鲜百合100克，枸杞子适量，盐、香油、水淀粉各适量。

【做法】1.芹菜去筋、洗净，切段；百合去黑根，瓣成小瓣；锅加水烧开，下芹菜、百合汆烫片刻，捞出，沥干水分。

2.锅加油烧热，下芹菜、百合炒2分钟，调入盐炒匀，用水淀粉勾芡，淋香油即可。

【功效】清热除烦，补肝养心。适合肝火过旺或心火上炎所致的失眠多梦、面红耳赤、眼睛疼痛、小便赤黄等。

菠菜芹菜粥

【材料】大米60克，芹菜150克，菠菜150克。

【做法】1.将菠菜、芹菜分别洗净后切成4厘米长的段；大米淘洗干净。

2.将大米加水煮粥，煮30分钟后加入芹菜、菠菜，煮沸后打开盖煮10分钟即成。

【功效】平肝降压，安神镇静。适合高血压患者经常食用。

芹菜有降血压作用，故血压偏低者不宜多吃。芹菜性凉质滑，所以脾胃虚寒、大便溏薄者也不宜多食。

芹菜叶中的胡萝卜素和维生素 C、维生素 B_1、钙等营养成分含量比茎柄还要丰富，因此不要把能吃的嫩叶扔掉。

⊙ 绿豆能帮助肝脏解毒

民间有绿豆汤解毒的说法，一般遇到中暑或者是食物中毒，先灌下一碗绿豆汤。虽然是民间经验，但确实是有些道理。很多中医典籍里面都记载，绿豆的确有解毒的功效。

如《开宝本草》中就说："绿豆，甘，寒，无毒。入心、胃经。主丹毒烦热，风疹，热气奔豚，生研绞汁服，亦煮食，消肿下气，压热解毒。"以后，历代本草典籍对绿豆的药用功效多有阐发。

《本草纲目》里说："绿豆，消肿治痘之功虽同于赤豆，而压热解毒之力过之。且益气、厚肠胃、通经脉，无久服枯人之忌。外科治痈疽，有内托护心散，极言其效。"并可"解金石、砒霜、草木一切诸毒"。可见其解毒效果是确切而明显的。

绿豆之所以能解毒，与其中含有的丰富蛋白质有关。研究发现，生绿豆水浸磨成的生绿豆浆蛋白质含量颇高，内服可保护胃肠黏膜。绿豆蛋白、鞣质和黄酮类化合物可与有机磷农药、汞、砷、铅化合物结合形成沉淀物，使之减少或失去毒性，并不易被胃肠道吸收。

此外，绿豆中的很多生物活性物质都具有抗氧化作用，能够减轻毒素对细胞的伤害。

醉酒时适量饮用绿豆汤，能加速酒精分解，起到解酒护肝的作用；平时适量食用绿豆，能在一定程度上分解身体里的毒素，从而减轻肝脏的负担；肝火过旺、肝阳上亢时适量吃绿豆能起到清热滋阴的作用。

当然，想要用绿豆汤来清热解毒，可不是像平时煮粥那样煮开花。煮得太烂会使有机酸和维生素遭到破坏，降低清热解毒功效。只需将绿豆加凉水煮开，大火再煮五六分钟，取绿豆水饮用即可。

若用绿豆同红小豆、黑豆煎汤，既可治疗暑天小儿消化不良，又可治疗小儿皮肤病及麻疹。常食绿豆，对高血压、动脉硬化、糖尿病、肾炎有较好的辅助治疗作用。

此外，绿豆还可以作为外用药，捣烂后外敷，可治疗疮疖和皮肤湿疹。如果得了痤疮，可以把绿豆研成细末，煮成糊状，在就寝前洗净患部，涂抹在患处。"绿豆衣"（绿豆的皮）能清热解毒，还有消肿、散翳明目等作用。

下面是几个使用绿豆清肝解毒的小方法。

视物模糊

绿豆50克，菊花10克，水煎取汁，每天1剂。

中暑

绿豆适量，加水煮汤。或用绿豆100克煮至豆皮开裂，加粳米50克，一同煮粥，可缓解中暑，夏天也可常食。

腮腺炎

绿豆60克，加适量水煮汤，加入白菜心2个，煮熟后食用。

痱子

绿豆50克，同鲜荷叶1张（剪碎）煎煮10分钟，取汁服用。

虽然大多数人都可以放心地喝绿豆汤，没有太多禁忌，但是体质虚弱的人不要多喝。身体虚寒的人，如经常四肢冰凉乏力、腰腿冷痛、腹泻便稀、脾胃虚寒者也不要多喝。由于绿豆具有解毒的功效，所以服药期间也不要多喝。

煮绿豆时，很多人会发现，铁锅会变黑，这是发生了某些化学变化，所以煮绿豆最好不要用铁锅，以免降低营养价值。

⊙ 肝火太旺多吃苦瓜

夏天天热，很多人会出现睡眠不佳、口干舌燥、烦躁易怒等不适，其实就是肝火旺的症状。这种情况，不妨多吃苦味食物，因为苦味食物具有解毒去肝火的功能，最具代表性的苦味食物就是苦瓜。

苦瓜味苦，性寒，具有清热解毒、清心明目、益气解乏、益肾利尿等多种功效。苦瓜的微苦滋味，能刺激人体唾液、胃液分泌，令人食欲大增，还可祛除肝火。

此外，苦瓜富含维生素、钙、铁、磷、苦瓜苷、苦味素等多种营养成分，经常食用能消炎退热、降糖降脂、祛除疲劳、清热消暑、润肠排毒。

关于苦瓜的作用，古代典籍也有不少记述。比如清代王孟英的《随息居饮食谱》中就说："苦瓜清则苦寒；涤热，明目，清心。可酱可腌……中寒者勿食。熟则色赤，味甘性平，养血滋肝，润脾补肾。"即是说苦瓜熟后为红色，苦味减，寒性降低，与未熟时相比，显出滋养作用。所以想要清肝火，最好是在苦瓜色青未黄熟时才好。

下面介绍几个用苦瓜清热去火的小方子。

肝热眼痛
苦瓜1根，鲜桑叶、鲜菊花各30克。水煎服，每天2次。

心烦
苦瓜1根，洗净，去瓤，切块，与猪瘦肉250克一起煮汤，加盐调味。佐餐食用。

便秘

苦瓜1根，洗净去瓤，切片，加白糖、香油、盐拌匀。佐餐食用。

苹果苦瓜汁

【材料】苦瓜1根，苹果1个，柠檬汁适量，蜂蜜1勺。

【做法】1.苦瓜洗净，去瓤，切块；苹果洗净，切块；两者一同放入搅拌机内，加入凉开水搅打成汁。

2.将苦瓜苹果汁倒入杯中，加柠檬汁、蜂蜜搅匀即可。

【功效】清热解毒，润肠通便。适用于肝火过旺所致的口干口渴、喉咙肿痛、面红耳赤、目赤肿痛等。

苦瓜豆腐汤

【材料】苦瓜150克，豆腐400克，香油、盐、水淀粉各适量。

【做法】1.苦瓜洗净切片，豆腐洗净切块。

2.锅中下油烧热后加入苦瓜片翻炒数下，倒入适量沸水，下豆腐块，用勺划开，加盐调味煮沸，用少许水淀粉勾芡，淋上香油即成。

【功效】清肝热，降血糖。夏季食用可防治肝郁烦热。

苦瓜中的苦味是其中的特殊成分——奎宁（金鸡纳霜）散发出来的，金鸡纳霜能够通过抑制神经中枢过度兴奋，调节体温，从而起到消暑降温的作用。

很多人不习惯这种苦味，喜欢通过加热炒制或者加入过多的调味料来减少苦味。高温和过多调味料，不仅容易破坏苦瓜中的维生素等营养成分，也会造成金鸡纳霜的流失，降低苦瓜的保健价值。

所以在烹调时，尽量使用凉拌的方式，稍用开水焯一下，既可以减少苦味，还能保存大部分营养，加点盐和香油调一下，就是理想的保健菜肴了。

苦瓜加热食用，其降糖作用会大为降低，所以糖尿病人使用苦瓜来辅助降糖，应当以生食为主。将苦瓜切片晒干储存，每天用温水泡开当茶饮用，就可以起到控制血糖的作用。

苦瓜虽是常见蔬菜，但食用也有几个禁忌：

苦瓜有降血糖、清火的效用，对于饮食比较油腻的人、血糖偏高的人都是比较适宜的食物。不过，如果摄入过量，则有可能伤心（苦伤心），对心脏健康不利。因此，吃苦要把握一个度。

中医认为，脾胃喜暖怕凉，夏季又是脾胃最虚弱的时候，尽管苦瓜的苦味有开胃助消化的作用，但苦瓜的性质偏于寒凉，脾胃虚寒的人若吃得过多，会损害脾胃功能，脾胃不好的人要少吃。

此外，苦瓜含奎宁，会刺激子宫收缩，引起流产，孕妇慎食。

酸味食物最对肝的"胃口"

《黄帝内经》认为"酸入肝"，即酸能补肝，适当吃一些酸味食物能收敛肝气，有保肝护肝的作用。

我们常常一听到酸味食物就会口中溢满口水，这是因为酸味食物入肝养肝，肝旺可以舒达脾土之气，开胃消食。酸味食物还可以促进血液循环，增强肝脏功能。肝虚血枯的人适量多吃一些酸味食物，有助于柔肝养血。

常见的酸味食物有乌梅、山楂、西红柿、橄榄、枇杷、石榴等。

⊙ 山楂补血还能清血脂

提到山楂，很多人都会想到健胃消食，小孩子积食了会吃点山楂来消食。的确，山楂是健脾开胃、消食化滞的良药。其实除了健胃消食，山楂还有很好的养肝补血和清理血脂的作用。

我们知道，脾胃是气血生化之源，脾胃不足可影响肝血的生成，而肝血不足又会影响包括脾胃在内的其他脏腑的功能。所以常吃山楂，不仅能开胃、促进消化，还能补肝血。而且现代研究还发现，山楂中的某些成分能软化血管，降低血脂，能帮助预防脂肪肝。

中医上用山楂，主要是取其疏肝解郁、消食健胃和活血化瘀功效。《朱丹溪方》里面有一个方子叫做山楂汤。

山楂汤

取山楂60克，打碎，加水煎汤，用少许红糖调味。空腹温服。

本方专取山楂活血化瘀（含收缩子宫的作用在内），用于产妇恶露不尽、腹中疼痛，或产后血瘀腹痛。产后腹痛，也可以加香附 15 克。

女性痛经、闭经等也都可以使用山楂。

痛经

鲜山楂 200 克，洗净后加适量水，小火熬煮至山楂熟烂，加入适量红糖搅匀。从经前 3~5 天开始服用，直至经期结束 3 天后停止。

闭经

山楂 15 克，鸡内金 10 克，红花 3 克，红糖 20 克 . 水煎取汁，每天 1 剂。

用来消肝火，一般多与荷叶、菊花等同用，比如下面几个方子：

肝火头痛

山楂 15 克，鲜荷叶 50 克。水煎取汁，代茶饮用。

肝火眼痛

山楂 15 克，杭白菊 10 克，决明子 15 克。水煎取汁，代茶饮用。

抑郁不舒

取山楂 15 克，石菖蒲 5 克。同置杯内，冲入沸水，加盖闷 10 分钟，代茶饮，每天 1 剂。

健胃消食一般需要用炒山楂，还可配合神曲、麦芽等。

消化不良

山楂 15 克，炒麦芽 10 克。水煎取汁，每天 1 剂。

山楂肉片

【材料】山楂60克，瘦猪肉250克，姜末、葱末、醋、黄酒、盐适量。

【做法】1.山楂、猪瘦肉一起放入锅中，加入适量水煮至瘦肉七成熟，将瘦肉、山楂捞出。

2.瘦肉晾凉后切片，加姜末、葱末、醋、黄酒、盐拌匀。

3.锅加油烧热，下肉片、山楂炒至肉片熟透即可。

【功效】开胃消食，降压降脂。适合食欲不振、消化不良、高血压、高血脂、脂肪肝患者食用。

山楂红枣粥

【材料】焦山楂30克，红枣5枚，粳米100克，红糖适量。

【做法】1.将山楂水煎2次，滤渣，合并2次药汁。

2.粳米洗净，与山楂药汁、红枣一起煮粥，加红糖调味即可。

【功效】活血补血。适合肝血不足、产后恶露不尽、血瘀痛经、闭经者。

山楂只消不补，故脾胃虚弱者不宜多食。儿童正处于牙齿更替时期，贪食山楂或山楂片、山楂糕等，对牙齿生长不利。

山楂不能空腹吃，否则会使胃酸猛增，对胃黏膜造成不良刺激，使胃胀满、泛酸。

⊙ 金橘，理气通络，肝气不舒可常食

金橘既是水果，也是常用的中药，其性甘温，具有开胃生津、

养阴止渴、行气解郁、消食化痰的功效，常吃对高血压、脂肪肝、血管硬化等具有预防作用。一般人常吃能疏通肝气，缓解抑郁情绪，减轻精神压力。

金橘含有芦丁（维生素P），芦丁（维生素P）是维护血管健康的重要营养素，能强化毛细血管的弹性，可作为高血压、血管硬化、心脏疾病患者的辅助调养食物。

上火口臭

取新鲜金橘5~6个，洗净嚼服。

腹胀

金橘加盐腌渍，每天吃2个。

酒醉

金橘皮30克，加盐少许煎汤饮服，醒酒效果颇佳。

肝热烦躁、不思饮食

取金橘2~3个，柠檬1个，杨梅3~5颗，蜂蜜适量。将金橘、柠檬洗净，切开榨成汁，加入杨梅、蜂蜜与适量凉开水，调匀后饮用。

肝郁胸闷不舒

玫瑰花3克，金橘饼1块。将金橘饼与玫瑰花一同放入有盖的杯中，用沸水冲泡，加盖，闷10分钟，代茶频饮，冲泡3~5次，当天饮完，玫瑰花、金橘饼也可一并嚼食。

脾弱气虚、糖尿病、牙龈肿痛者不宜食用金橘。饭前或空腹时不宜多吃金橘。

养肝最有效的 5 味中药

除了治病，服用中药也是养生保健的重要方法。疏肝理气、平肝降火、补肝养血……对于养肝来说，不同的中药怎么选用，有什么服用禁忌，这些都需要悉心掌握。用对了才能让你气顺血足。

⊙ 枸杞子是清肝明目首选药

传说，很久以前，有一位官员出使河西，就是今天西北地区，他在路上看到一个女孩子拿着一根棍子在打一个八九十岁的老头。这位使节一看，这真是蛮荒之地，怎么有这种事情呢？就赶紧上去阻止，没想到这个女孩子说，她打的是她的曾孙子。一问才知道，这个"女孩子"已经 372 岁了，一直服用枸杞子，所以才显得这样年轻。

后来，这个故事广为传播；再后来，华佗在这个故事的基础上，以枸杞子为主药，又加了一些其他的药，做了一个养生的成药，就叫"打老儿丸"。

当然，这只是一个传说，真实性不必追究，但足以说明枸杞子有延年益寿的功效。史载，北宋时期的大文学家苏东坡就非常喜欢枸杞子，他在自己家院子里种枸杞子，秋天收获的时候，就用这个大宴宾朋。

关于枸杞子的功效，历代药典记载颇多，《本草经疏》中就说："枸杞子，润而滋补，兼能退热，而专于补肾、润肺、生津、益气，为肝肾真阴不足、劳乏内热补益之要药。老人阴虚者十之七八，故服食家为益精明目之上品。昔人多谓其能生精益气，除阴虚内热明目者，盖热退则阴生，阴生则精血自长，肝开窍于目，黑水神光属肾，二脏之阴气增益，则目自明矣。"

枸杞子的功效相当多，归结起来大致就是滋补肝肾、益精养血、明目消翳、润肺止咳。所以中医里面就常用它来治肾虚骨痿、阳痿遗精、久不生育、早老早衰、须发早白、血虚萎黄、产后乳少、目暗不明、虚痨咳嗽、干咳少痰等。

枸杞子性平和，所以跟许多中药都能搭配，用来养肝，搭配也比较灵活。比如配菊花，有明目之功，用于肝肾虚损之视力下降、夜盲等；配熟地黄，用于肝肾阴亏之腰膝酸软、月经不调、遗精、早衰；配何首乌，则有平补肝肾、益精补血、乌发强筋的作用。

关于枸杞子，最著名的一个方子当属杞菊地黄丸了。这个方子最早记载于清代的医书《医级》。

杞菊地黄丸

熟地黄、山萸肉、茯苓、山药、丹皮、泽泻、枸杞子、菊花八味药。炼蜜为丸服用。

此方用来治肝肾不足所致的眩晕耳鸣、羞明畏光、视物昏花、迎风流泪等。这个药现在有成药，药店就能买到。

下面是几个简单的家用药方。

肝火旺，目赤口苦

枸杞子15克，菊花5朵。用沸水冲泡，代茶频饮。

慢性肝炎

枸杞子500克，西洋参30克，甘草100克，蜂蜜100克。将西洋参、甘草煎煮1小时，取其药液煮枸杞子，至水将尽，捣成膏状后加入蜂蜜搅拌均匀，装瓶，放入冰箱中。每天服用1~2汤匙。

血虚头晕

枸杞子、五味子各等分，研为粗末，每次取9~15克，用沸水浸泡，代茶饮用。或枸杞子、桂圆肉各等分，加水，用小火多次煎熬至枸杞子、桂圆肉无味，去渣，继续煎熬成膏，每天取1~2匙，用温水冲服。

高血压

枸杞子或枸杞叶适量，水煎取汁，代茶饮用。

枸杞子最简单的用法当属泡水喝了，每天用20~30粒枸杞子泡水喝，可滋肝阴、明目，不过要长期坚持方可见效。此外，煮粥、做汤的时候放一小把枸杞子进去，滋养效果也是很好的。

红枣枸杞粥

【材料】红枣5枚，枸杞子10克，粳米50克，红糖适量。

【做法】将红枣、枸杞子洗净，与粳米同放锅内煮，加适量红糖即可。

【功效】益气健脾，补肝，养血安神。每天1次，可连续吃15~30天。适用于贫血、肝炎、心悸失眠、疲乏无力、慢性支气管炎等。健康人常食，能使肤色红润、体质强健、神清气爽、目明。

枸杞子黑豆粥

【材料】羊胫骨 250 克，枸杞子 15 克，黑豆 30 克，红枣 10 枚，粳米 100 克，盐少许。

【做法】1.将羊胫骨洗干净，敲碎；枸杞子、黑豆用清水浸泡，洗净；红枣去核，洗净。

2.粳米用清水淘洗干净，与羊胫骨、枸杞子、黑豆、红枣一同放入砂锅内，加适量水煮粥，加盐调味即可。

【功效】滋肝补肾，适合肝肾亏虚所致的腰膝酸软、头晕目眩、阳痿、滑精等。

枸杞子虽然具有很好的滋补和治疗作用，但也不是所有的人都适合服用的。由于它温热身体的效果比较强，正在感冒发热、身体有炎症、腹泻的人最好别吃。性情过于急躁的人，或平日喜欢吃肉而面泛红光的人也不要服用。

体质虚弱、抵抗力差的人可长期坚持服用枸杞子，但一次也不宜食用过多，一般每天食用 20 克为宜。

⊙ 菊花茶，清肝毒祛肝火每天都能喝

菊花是中国传统的中药材之一，据古籍记载，菊花味甘苦，性微寒，有散风清热、清肝明目和解毒消炎等作用。对口干、火旺、目涩，或由风、寒、湿引起的肢体疼痛、麻木等均有一定的疗效。主治感

冒风热、头痛等，对眩晕、头痛、耳鸣也有防治作用。

《本草纲目》中对菊花的药效也有详细的记载：菊花性甘、微寒，具有散风热、平肝明目之功效。《神农本草经》认为，白菊花能"主诸风头眩、肿痛、目欲脱、皮肤死肌、恶风湿痹，久服利气，轻身耐劳延年"。

现代医学研究表明，菊花具有降血压、抑制癌细胞、扩张冠状动脉和抑菌的作用，长期饮用能调节心肌功能、降低胆固醇，适合中老年人和预防流行性结膜炎时饮用。对肝火旺、用眼过度导致的双目干涩也有较好的疗效。同时，菊花茶香气浓郁，提神醒脑，也具有一定的松弛神经、舒缓头痛的功效。

很多人喜欢喝菊花茶，特别是常用电脑的上班族，菊花茶确实对保养眼睛有好处。

睡前喝太多的水，第二天早晨起床眼睛就会浮肿得像熊猫眼一样，民间有一个方法：用棉花沾上菊花茶的茶汁，涂在眼睛四周，很快就能消除这种浮肿。此外平常还可以泡菊花茶喝，能使眼睛疲劳的症状消退，坚持每天喝三到四杯菊花茶，对保持和恢复视力也是很有帮助的。

单用菊花，茶味略显苦，不妨加上枸杞子一起泡来喝，或是加点蜂蜜或冰糖，不仅能清肝明目，也有疏肝解郁的效果。

菊花也是老少皆宜之品：女性经常用菊花搭配枸杞子、红枣泡茶喝，能清肝明目、养血润肤；更年期女性适量饮用菊花茶，还能清热除烦，缓解更年期综合征；中老年人适量喝菊花茶，可润肠道、防便秘，还能预防和缓解高血压病、糖尿病、高脂血症等。

我们平常买菊花会看到不同的品种，如黄菊花、白菊花、野菊花。

这三种菊花的功效略有不同，一般来说，疏散风热多用黄菊花，平肝益肝多用白菊花，清热解毒多用野菊花。

脂肪肝

白菊花15克，粳米100克，一起加水煮粥，每天1次。

风热头痛

黄菊花、石膏、川芎各10克，混合均匀，研末。每次取5克，温水冲调，每天1剂。

肺热咳嗽

黄菊花10克，桑叶、枇杷叶各5克，研末，用沸水冲泡，代茶饮用。

色斑

白菊花15克，银耳10克，加水煮汤，加冰糖调味，每天1次，长期服用。

菊花不仅能泡茶，也可用来食用，炒菜、做汤、煮粥都可以。食用菊花一般以新鲜菊花为好。摘净后用清水略冲即可使用。如果是用干菊花，要先泡开，不过口感没有鲜菊花好。

菊花红枣粥

【材料】红枣10枚，白菊花10克，粳米100克，红糖少许。

【做法】1.红枣、粳米洗净后放入锅内，加适量清水煮沸。

2.改用小火，加入白菊花继续煲15分钟，放入适量红糖调味即可。

【功效】清热解毒，补血明目。适合肝血不足、血虚血瘀者。

菊花鸡肝汤

【材料】鸡肝 100 克，银耳 5 克，菊花 5 克，茉莉花 5 朵，料酒、姜汁、盐各适量。

【做法】1.银耳泡发，撕成小片；菊花、茉莉花温水洗净；鸡肝洗净，切薄片备用。

2.将水煮沸，加料酒、姜汁、盐，下入银耳、鸡肝，煮沸，撇去浮沫，待鸡肝熟，加入菊花、茉莉花稍煮沸即可。

【功效】清肝明目，补血。适用于高血压所致眩晕、头痛、贫血者。

菊花性质偏凉，所以气虚胃寒、食少泄泻的人要谨慎食用。外感风寒期间也不要用。

有些人会对菊花过敏，所以没用过菊花的人应先泡一两朵试试，若没有问题再多泡。

⊙ 决明子泡水喝，明目又降压

决明子具有养肝明目、润肠通便的功效，对高血压、高血脂等也有一定的调理作用。《中华本草》中认为它能"清肝益肾，明目，利水通便。主治目赤肿痛、羞明泪多、夜盲、头痛头晕、视物昏暗、肝硬化腹水、小便不利、习惯性便秘等。

决明子最方便的用法是用开水冲泡或煎煮，取炒决明子 15 克，直接泡茶饮用，反复冲泡至茶水无色。老年人饮用决明子茶不仅有助于大便通畅，还能起到明目、降压、降脂等功效。老年人阴虚血少者，可加入枸杞子 9 克，杭白菊、生地黄各 5 克，一同泡服；若老年人有气虚症状，宜加生晒参3克一同泡服。

取炒决明子10~15克，或用决明子粉5克，加水300~400毫升煎煮10分钟，冲入蜂蜜搅匀服用，早晚分服，每天1剂。养肝明目、润肠通便效果更好，前列腺增生或习惯性便秘者也可常饮。

用来泡茶的话，最好是用炒决明子，这样更容易泡出有效成分。炒的时候不要炒太过，有香气溢出即可，时间一长就容易炒焦，泡出来的水口感会较差。一次可以多炒一些，彻底晾凉后放在密闭的瓶子里，随用随取。

决明子可以和其他花草茶、常用中药等搭配，具有不错的排毒解油腻功效，还能清热平肝、降脂降压、润肠通便、明目益睛。"电脑族"等眼睛易疲劳的人群可以适当多喝。

杞菊决明子茶

枸杞子10克，菊花3克，炒决明子10克，放入较大的有盖杯中，沸水冲泡，加盖闷15分钟后饮用。一般可冲泡3~5次。可清肝泻火，养阴明目，降压降脂。用于肝火阳亢，症见头晕目眩、头重脚轻、面部烘热、烦躁易怒、血压增高、舌质偏红等。

菊楂决明茶

菊花10克，生山楂片10克，炒决明子5克，冰糖25克。将菊花、山楂片、决明子、冰糖放入保温杯中，以开水冲泡，加盖闷泡10分钟，频频饮用，每天数次。适用于肝阳上亢，症见头晕、头痛、烦躁易怒者，或高血压所致头晕目眩、失眠多梦者。

桃仁决明蜜茶

桃仁10克，决明子12克，水煎取汁，加蜂蜜服用。可活血降压、清肝益肾，适用于高血压、脑血栓患者。

决明子也可以煮粥，但一般是煎取汁液来用，不直接与米同煮。

枸菊决明子粥

【材料】决明子 15 克，枸杞子 10 克，菊花 10 克，粳米 50 克，冰糖适量。

【做法】先把决明子放入砂锅内炒至微有香气，取出，待冷后与菊花煎汁，去渣取汁，放入粳米煮粥，粥将熟时，加入枸杞子、冰糖，再煮片刻即可食用。

【功效】清肝明目，降压通便。适用于高血压、高脂血症，以及习惯性便秘等。大便泄泻者忌服。

如果是想要降压降脂减肥，也可以用决明子 10 克，与海带共煮，饮汤，吃海带。清肝泻热、降压降脂、减肥轻身效果较好。

很多人听说决明子能明目降压，就每天泡水喝，这是不对的。决明子性寒凉，不适合脾胃虚寒、脾虚泄泻者服用；低血压、血虚眩晕等患者也不宜服用。

决明子也不宜长期服用，因为它含有大黄酚、大黄素等化合物，长期服用可引起肠道病变。

此外，决明子不宜久煎，一般煎煮 5 分钟即可，否则会降低药效。

⊙ 郁闷心烦，佛手帮你调畅气机

佛手是一种很好的观赏植物，同时也具有珍贵的药用价值，入肝、脾、胃三经，有理气化痰、止咳消胀、舒肝健脾和胃等多种功效，中医上常用来治疗肝郁气滞引起的胸胁胀痛、胸闷不畅，以及脾胃气滞所致的脘腹胀满、嗳气呕恶、胃痛纳呆、食少等。

《本草再新》中记载：佛手"治气舒肝，和胃化痰，破积，治噎膈反胃，消癥瘕瘰疬。"癥瘕瘰疬大致相当于我们今天说的肿瘤一类的疾病，古人认为这类疾病主要是肝郁气滞引起的。所以，佛手是疏肝理气很重要的一味药。

我们知道，肝脏喜欢舒展柔和，不喜欢受到压抑。经常生气不仅会导致肝气郁滞，而且会影响到脾胃功能，引发胃口不佳、腹痛等症状。而佛手的疏肝解郁和理气健脾作用正好能解决这一问题。

中医上用佛手一般是用干品，因为佛手药食两用，药性平和，所以居家也可安心使用。最简单的用法就是泡茶，因为干品都是切小片的，所以很容易泡开。

取佛手5克，菊花5朵，放入茶杯中，冲入沸水加盖闷泡5分钟，即可饮用。

菊花能散风清热、平肝明目；佛手疏肝理气。所以常喝此茶能清除肝内的郁热，肝火较旺且胸满胀闷的人，可经常饮用，效果很好。

当然也可以使用鲜的佛手，煮粥食用，或者切片后泡水，加少许蜂蜜代茶饮也不错。女性生理期饮用，有止痛经的作用。

下面这几个方子也很适合家庭之用。

肝郁胃疼

佛手10克，青皮9克，川楝子6克。水煎服。

胸胁胀痛

佛手10克，玫瑰花5克。用沸水冲泡10分钟，代茶饮用。

恶心呕吐

佛手、生姜各10克。加水煎取药汁，加红糖调味后温热服用。

阿胶佛手鸡肝羹

【材料】阿胶 5 克，佛手 10 克，柏子仁 15 克，鸡肝 1 个，冰糖 20 克。

【做法】1.将柏子仁放入锅内炒香，取出后研成粉末。

2.阿胶捣碎，加沸水烊化；佛手水煎取汁。

3.鸡肝冲洗干净，剁成蓉，加冰糖、佛手药汁煮至鸡肝熟，加入阿胶、柏子仁粉，搅拌至阿胶熔化即可。

【功效】补血养血，安神除烦。适合血虚肝郁失眠、彻夜难眠或多梦易惊醒者。

佛手柑粥

【材料】粳米 100 克，佛手 6 克。

【做法】1.将佛手洗净，入砂锅，加水煎取药汁。

2.另取淘洗干净的粳米加水煮粥。

3.待粥将熟时加入药汁，再煮片刻即成。

【功效】和胃，理气，化痰。适用于胃痛、胁胀呕吐、痰饮咳喘，以及老年胃弱、消化不良等。

⊙ 玫瑰花理气祛瘀，食用药用两相宜

玫瑰花典雅艳丽，香气迷人，是爱情与浪漫的代名词，但同时也是一种非常好的药食两用的花卉。早在 2000 多年前，我国就已经开

始使用玫瑰花来治疗疾病了，特别是在养颜方面，运用得非常广泛。比如民间就有"玫瑰花和糖冲服，甘美可口，色泽悦目"的经验。

当然，对玫瑰花的使用，不仅仅用于养颜方面，在治病养生方面同样有着非常广泛的应用。如《本草再新》中就说，玫瑰可"舒肝胆之郁气，健脾降火。治腹中冷痛，胃脘积寒，兼能破血"。而《食物本草》则说，玫瑰具有"主利肺脾，益肝胆，辟邪恶之气，食之芳香甘美，令人神爽"的功效。

经常用玫瑰花泡茶、煮粥，能行气解郁、活血祛瘀，对肝气郁结、胸闷及肝胃不和、胃脘胀痛、月经不调、跌打损伤等都有很好的食疗作用。

玫瑰花的主要功用是疏肝理气，所以特别适合气郁体质的人，尤其是女性使用。在中医看来，人体的"气"主要靠肝来调节，所以有"肝气郁结"一说。而肝气郁结是女性最常见的体质类型，因为女性一生的生理变化都和血有关，具有周期性耗血的特点，而血是藏于肝的，肝血耗损自然容易引起肝脏功能的紊乱，从而导致肝气的郁结。很多女性经常有胸肋胀痛或窜痛，出现乳房及小腹胀痛，以及月经不调、痛经等，多半都是气郁造成的。如果气郁结在头部，还会出现头痛、头晕等症状。

另外，失眠、多梦也是肝气郁结常见的症状。因为肝藏魂，肝气郁结，神魂不定，就容易失眠、多梦。用玫瑰花来调理肝脏，不仅可让心情开朗起来，还可防止疾病的产生。

除了理气之外，玫瑰花另一个主要作用就是化瘀。很多女性年纪轻轻就长斑，实际上，人之所以会长斑，与肝血不足和肝气郁结均有很大的关系，所以中医将黄褐斑称为肝斑。因此对于女性而言，要养颜，不一定非要靠高档的化妆品，常用玫瑰花泡茶饮用，就能红润肌肤，改善面色苍白现象。

肝胃气痛

玫瑰花 10 克。用沸水冲泡 10 分钟，代茶饮用。

血瘀痛经

玫瑰花 10 克，红花 2 克，红糖适量。玫瑰花、红花用沸水冲泡 15 分钟，加红糖调味。

贫血

新鲜玫瑰花 100 克，加清水 500 毫升煎煮 20 分钟，滤渣，继续熬成浓汁，加入 500 克红糖熬成膏状。每次取 1~2 茶匙，温水冲服。

胸胁痛

玫瑰花、香附、川楝子、白芍各 10 克。水煎取汁，每天 1 剂，

玫瑰花粥

【材料】玫瑰花 10 克，金银花 10 克，红茶、甘草各 6 克，粳米 100 克，白糖适量。

【做法】先将上药煎汁去渣，加入洗净的粳米，同煮成稀粥，调入白糖即可食用。

【功效】清热解毒，行气止痛。适用于肝郁之失眠、心烦气躁、贫血等。

养心就是养精神，
神定五脏才谐和

心是人体生命活动的主宰，在五脏六腑中居于首要地位，统摄、协调其他脏腑的生理活动。心神安定，五脏六腑才能各负其责，运行有序，保证身体健康。

心脏求救信号，你能读懂几个

心脏不好的信号也是比较明显的，总的来说，会有以下表现。

信号一：舌头变化

《黄帝内经·灵枢·脉度》中说："心气通于舌，心和则舌能知五味矣。"舌的形态和功能的变化可反映心的状态。中医也常通过观察患者舌体的胖瘦、舌色泽的浓淡以及舌运动的灵拙等来判断心（主血脉和主神明）的功能如何。正常的舌质呈现红润，舌体柔软，运动灵活，语言清晰而洪亮。如某一方面出现异常，都有可能是心脏出了问题，如舌黏膜出现瘀点或瘀斑，就表明血循环缓慢或血流瘀滞，这也是冠心病患者的重要体征之一。

信号二：面色淡白甚至晦暗青紫

《黄帝内经》中说："心者……其华在面""心之合脉也，其荣色也。"华和色是指外貌的光华，也就是心的光华呈现于颜面之色泽上。当心功能正常时，气血充足，目光炯炯有神，面色红润而有荣光，面部表情缓和自然，称为"面色华泽"；当心血不足时，面色淡白，表情淡漠；心血瘀阻时，则面色晦暗青紫，面容抑郁憔悴。

信号三：心烦失眠

心烦是指心中烦热郁闷。《血证论》中说："烦者，心不安也，心为火脏，化生血液……火降则心宁也。"心烦的人多心火旺，应当清心降火。

信号四：心悸

心悸指患者自觉心中悸动，甚至不能自主的一类症状。发生时，患者自觉心跳快而强，并伴有心前区不适感。凡各种原因引起心脏搏动频率、节律异常，均可导致心悸。

信号五：下肢浮肿

当心脏不能好好工作，身体不能有效完成血液循环时，由于重力作用，液体会潴留于下肢，此时用手指按压脚踝或小腿，手指松开后按压部位会呈一凹陷，常常不能立即恢复，这种水肿也称为"心源性水肿"。它首先出现于下肢，尤其是踝部，然后逐渐发展到全身，出现这种情况要尽快就医检查。

信号六：极度疲劳

很多心脏病患者发病前几天甚至几个星期里，都会出现类似患有流感样的疲惫，可能会突然觉得没力气，出现此类症状要及早检查。

信号七：轻度疼痛

有些人发生心脏疾病前可能并没有感觉到胸闷，而是感到胸部轻度疼痛，但并不会总是在心脏部位，疼痛感可以发生在胸骨、上背部、肩膀、颈部或上颌，出现这些症状也要尽快检查。

心喜静，这几件事切莫做

心喜静，静则心神内守而藏神。然而生活中不少错误的习惯或生活方式却会扰乱心神，造成心火过旺，甚至引发心脑血管疾病。

⊙ 吃得太好，会让心火过旺

我们有时会见到一些人，面部潮红，尤其是两颊，会出现一种跟肤色不相配的赤红色，还经常会感觉口渴，嘴角容易起泡，口舌生疮，这大多都属于心火过盛。此外，临床上看，这类人会经常发生胸闷发热、感觉喘不上气、心情烦躁、大便干燥、小便发黄等症状。

导致心火旺的原因有很多，但究其根本原因，还是与饮食不当有关，当然，不是因为吃得太差，而是因为吃香喝辣，吃得太好。平时大鱼大肉吃得太多，尤其是畜肉类和其他油腻食品（即中医上说的"肥甘厚味"）吃得太多，东西吃下去了，但是运动不够，或者身体根本消化不了，那么这部分就会转化成火。

导致身体生火还有一个重要原因，就是乱补。不管是保健品还是补药，大多都是温热性质的，如果身体没毛病而经常服用这些东西，或者是补不对症，反而可能会吃出心火来。

此外，烟酒都是大热生燥之物，烟酒无度，再加上饮食不节，必定会导致上火症状加重。

⊙ 暴饮暴食，容易心梗、脑梗

《黄帝内经》上说，上古之人"饮食有节，起居有常，不妄劳作，故能形与神俱，而尽终其天年，度百岁乃去"。对于养生来说，首先要做到的就是饮食有节，所谓有节，就是要有所节制，不能见到好吃的就放开肚皮大吃。

现在大家生活品质普遍提高了，都有能力让自己的生活好一点了，但是有些人暴发户的心态作祟，什么最贵要什么，逢年过节，更是大搞聚会，群体吃香喝辣、暴饮暴食。殊不知，吃得欢快，却为身体健康埋下了祸根。

暴饮暴食会引发一系列的问题：暴饮暴食后会出现头昏脑涨、精神恍惚、肠胃不适、胸闷气急、腹泻或便秘，严重的，会引起急性胃肠炎，甚至胃出血；大鱼大肉、大量饮酒会使肝胆超负荷运转，肝细胞代谢速度加快，胆汁分泌增加，造成肝功能损害，诱发胆囊炎、肝炎患者病情加重，也会使胰腺大量分泌，十二指肠内压力增高，诱发急性胰腺炎，严重的还会发生生命危险。

暴饮暴食对心脏的危害也是巨大的。研究发现，暴饮暴食后2小时，发生心脏病的危险概率会增加4倍；如果暴饮暴食后发生腹泻，人体会因大量丢失体液，全身血循环量减少，血液浓缩黏稠，流动缓慢，而引发脑动脉闭塞，脑血流中断，脑梗死形成。

此外，长期饱食的人还很容易肥胖，如果运动不够，脂肪会越积越多，血管里容易形成脂质斑块，如果发生在心脑血管上，就会引起冠心病、脑中风。

除了避免暴饮暴食，我们平时吃饭也要注意只吃七八成饱就行了，肠胃不好的人，或是糖尿病患者，也可以少食多餐，均衡的营养，适当的量，再加上细嚼慢咽，才是为身体健康添砖加瓦。

⊙ 摄盐量大，诱发心血管疾病

过量吃盐会使血压升高，而高血压正是心脑血管疾病最主要的诱因。

我们摄入体内的盐，容易存积在血管壁内。日久天长，这些盐会让我们血管的管道变得越来越细，这样血管的阻力就越来越大，血压就越高，心、肾等内脏的负荷就越重，机体正常代谢过程被打乱了，产生脑血管意外或心力衰竭的危险性就大幅度增加。

摄入盐分过量，盐会透过肠黏膜首先进入血循环，血液中的盐分高了，必须要吸收水分来稀释它，所以人便会觉得口干，于是便大量地喝水，这些水分进入血液中，便使得血液的总量增加，于是血压便会升高。

对心脏病患者来说，更要忌盐，特别是发生心力衰竭，出现全身浮肿，血压升高以及心脏扩大伴心功能不全的情况下，体内水分和钠离子潴留，此时，如不忌盐，会加重水的潴留，使浮肿更严重。

一般人群，每天食盐摄入量应控制在 6 克，有轻度高血压者应控制在 4 克，心脏病人发生心力衰竭时，每天饮食中的含盐量应减至 0.5~1.0 克。有些人喜欢吃咸菜，或者烹调时加酱油，这里面也含有不少盐分，应当考虑在内，适当减少食盐的摄入量。

⊙ 吸烟或吸二手烟，加大心肌梗死概率

吸烟的危害大，其实已经不用多言，众所周知，会对肺不好，烟雾中含有几十种致癌物，吸烟时间越长，得肺癌的几率就会越大。

然而很多人不知道的是，吸烟还容易引发心肌梗死。虽然很少有

人因为吸一根烟突然心脏猝死，但吸烟对于心脏的损害是长期且顽固的。大量研究发现，吸烟的人发生心肌梗死的风险是常人的3倍。

被迫吸二手烟，也并不比吸烟的危害小。一些与吸烟者共同生活的女性，患肺癌的概率比常人高出6倍。特别是对孕妇和儿童，烟雾中的尼古丁等有害物质刺激大脑会使脑血管硬化，大脑功能会因之而受到影响。长期被动吸烟的孩子，智力发育明显比在非烟雾环境中长大的孩子差一些。

很多吸烟的人会举出各种例子，证明吸烟不一定会得心脑血管疾病、癌症，或者是减少寿命，的确有很多人一生吸烟，仍然高寿，但这些只是个体的差异，并不是普遍现象。从实验研究来看，如果一个人从现在开始戒烟，8小时内，血液中的一氧化碳就会减少到正常水平；24小时内，心脏病发作概率减少；戒烟1年后，患心脏疾病（如心肌梗死等）的风险将会减少一半；戒烟15年后，各种患病风险就和不吸烟的人基本一样。所以不论烟龄多久，从现在起戒烟都是对自己和家人健康负责的明智之举。

做好4个细节，安然度盛夏

人与自然是一个统一的整体，四季更替、阴阳消长都与人体五脏的运行互有关联。夏季属火，出汗多，汗为心之液，出汗过多会伤心阴、耗心阳，可以说，夏天是心脏最累的季节，所以要尤其注意养心。

⊙ 心喜静，及时调整不良情绪

夏天首先要做的，就是让心静下来。俗话说，"心静自然凉"，是很有道理的。静则生阴，阴阳协调，才能保养心脏。

所谓心静，其实就是要保持心情的平和，不要发怒动气，即使是有气也要注意及时做自我调节，以安定心神。

这种调节因人而异，比如可以减慢生活和工作节奏，听听舒缓的音乐，可以去户外钓鱼，约人下下棋、散散步等，都有助于保持心情舒畅。

闭目静坐也是一种有效的养心方式。每天抽半小时或更长的时间，盘腿而坐，双目，双唇自然闭合，全身肌肉放松，呼吸均匀，逐渐入静，使纷乱活跃的思维转为平静，并逐步进入若有若无的形态。这期间我们的大脑活动会显得稳定而有节律，会感到身体与内在精神的空前和谐，进而生出一种难以言说的愉悦。静坐之后会感到头脑清醒、精力充沛，不良情绪一扫而光。经常练习闭目静坐，不仅能让心情回归平静，还能起到延年益寿的作用。

闭目静坐需要在清净的环境中进行，这样效果才会更好。

⊙ 避免大汗淋漓伤心气

《黄帝内经》中说："五脏化液，心为汗。"即汗为心阳蒸化阴液而成，出汗与心有紧密的联系。

汗分好几种，一种是正常的生理出汗，天气热，运动量大了自然就会出汗，这是人的正常生理调节；一种是自汗，是人在白天，自己有意识的情况下出汗，稍微运动一下，就会出得更多；还有一种是盗汗，是睡着了以后出汗，醒来后很快停止。

自汗和盗汗都是不正常的出汗。自汗多为气虚不能收敛汗液，心气不足；盗汗则多是阴虚，阴虚内热，阳气外泄而汗出。无论是自汗还是盗汗，汗液的过多流逝，会使人的气血大量流失，导致气血亏虚。因此，如果经常汗出过多，必然会出现身体困倦、四肢乏力、胸闷、气短等情况。

即使是生理性出汗，若是出得过多，超过了津液和血液的生理代偿限度，也会耗伤津血，影响体内水和电解质的代谢和平衡，造成血黏度上升，血液的携氧能力下降，从而导致气血两伤、心失所养、神明不安，出现头昏眼花、心悸气短、失眠口渴等症状。此外，大量出汗会造成血液黏稠度增高，加重心脏负担。

对于自汗、盗汗的人来说，要及时请医生诊治，生理性出汗偏多的人，则要适当控制运动量，特别是中老年人运动应以微微出汗为度。出汗之后可以适当喝一点淡盐水。当然也不能一点也不运动，适当出汗对维持身体代谢、保持健康是有好处的。

⊙ 午时小憩一会儿，让心放松

午时是指上午的 11 点到下午 1 点的这段时间，此时是十二经络中手少阴心经当令的时段，也就是这条经络的经气最旺，所以是养心的最佳时间。《黄帝内经》中说："心主神明，开窍于舌，其华在面。"心气推动血液运行，能养神、养气、养筋。所以如果这段时间能够好好养心，就会面色红润，否则就会面如死灰，毫无生气。

午时也是一日之中阴阳转换的时刻，《黄帝内经》认为，凡善于养生者，首先要"法于阴阳"，懂得遵从自然界和人体阴阳转换的客观规律，顺其自然而养，养心更是如此。

人从早晨起床开始，身体内部的阳气就一直处于上升阶段，到午时，阳气到达顶峰，开始转为下行，此时，阴气初升而阴阳相交，是身体和心脏最佳的休息时间，所以最宜午睡，而不应当去惊扰它、劳累它。

睡午觉最大的好处，是可以促进心肾相交的能力。心的神明为神，肾的神明为志。这个时候休息好能使心肾相交，就是让心火沉下去，让肾水升上来。

午时若是能小憩片刻，不仅对养心大有帮助，更可使下午乃至晚上精力充沛。如果午休时间仍然强打精神工作，则易耗伤心血，心火上炎，导致心烦失眠、夜睡不宁，反而影响工作效率。

午睡的时间应当控制在 30 分钟到 1 个小时。如果睡不着也没关系，闭上眼睛眯一会儿，对身体也是非常有好处的。

对于老年人来说，睡午觉可大大降低心、脑血管病的发病率。午睡虽然时间短，但是它却可在短时间内提升人的"精气神"，而且可以使体内的激素分泌趋于平衡。

夏季尤其更应睡午觉，因为夏季的天气以暑热为主要特点，昼长夜短，再加之外界气温很高，湿热度也很重，人会经常因夜间睡眠不足而导致精神不振，片刻的午睡，就能起到很不错的效果，可以换来一下午充沛的精力。

要睡好午觉，还要注意以下几点：

1. 不要饭后立即睡

吃饭之后，人的血液会大量地流入胃部，增加肠胃的蠕动能力，这时睡觉会造成心脏供血不足，血压下降，继而引起大脑供血量不足，醒来后会感觉更加疲倦。

2．不可睡得过长

午睡以 30~60 分钟为佳，睡多了会使人进入深睡眠状态，大脑的中枢神经就会加深抑制，体内代谢变慢，醒来后不舒服。

3．姿势要正确

坐着或者趴着睡觉，会压迫手臂、脸部和胸部，影响呼吸，影响血液循环和神经传导，导致醒后出现头昏、眼花、乏力等大脑缺血、缺氧症状。正确的睡姿是右侧卧位。

⊙ 顺应天时，晚睡早起

《黄帝内经》指出："夏三月，夜卧早起，无厌于日。"这是说夏季起居应顺应自然界"阳盛阴衰"的变化，晚睡早起。

夏天最好在晚上 10 点之前就寝，早上 6 点左右起床，这样能保证有效睡眠时间在 8 小时左右。并且最好能睡"子午觉"，即子时（晚上）大睡，午时（中午）小憩。午睡醒后不要立即起床去工作或学习，因为此时脑部供血量不足，会出现短暂的脑功能紊乱，使人感到头昏脑涨，最好静躺 10 分钟后再起床。这种睡眠习惯一旦确定，要做好自我约束，保护生物钟不致紊乱。

古人养生睡觉讲究"先睡心、后睡眼"，"睡心"是指睡前半小时要情志平稳，心神宁静，祛除一切杂念，再闭上眼睛让眼睛入眠，这样才能睡个好觉。

很多人喜欢晚上在露天睡觉，或者是睡觉不盖被子，这样是不对的。因为入睡后人体处于放松状态，但汗腺还在向外分泌汗液，蒸发身体的热量，如果这时有冷风吹来或是露水沾身，就容易导致风寒感冒、腹痛、关节痛等。所以夏季睡觉时一定要盖住腹部，避免寒气、湿气侵入；睡觉时还应关闭空调，避免吹风。

大喜也会"伤心"，谨防乐极生悲

喜伤心，恐胜喜。

——《黄帝内经·素问·阴阳应象大论》

喜是七种情绪里面一种好的情绪，怎么会伤心呢？

这里的"喜"其实说的是大喜，是过分的高兴、兴奋。大喜过望会影响到我们的心，损伤心气。古人认为"心藏神"，正常的喜乐，使精神愉快，心气舒畅。但如果狂喜极乐，会使心气弛缓，精神涣散，而产生喜笑不休、心悸、失眠等症。《黄帝内经·灵枢》里说："喜乐者，神惮散而不藏。"就是说喜乐过极会损伤心神。另外，"喜则气缓"，缓就是涣的意思，大喜之后人的心气一下子就涣散了，很容易就产生心悸、失眠等，严重的甚至发疯。

在《儒林外史》里，范进考举人总考不中，到五十多岁屡考屡败。在不抱任何希望的时候，却突然得知考中举人了，这令他大喜过望，一下子就疯了。范进之所以会疯，就是典型的过喜伤心。

此外，过于高兴还可致血压骤然升高，对于本身就患有高血压病的人来说，会导致高血压危象，表现为突然头晕目眩、恶心呕吐、视力模糊、烦躁不安，还可能引起脑血管破裂，发生猝死。

我们看电视剧里，甚至生活中也常有这样的事，所以说"乐极生悲"不是妄言。

对于大喜伤心的情况，也有一个办法可以缓解，那就是"恐胜喜"。意思是说，一旦发生了骤然大喜的事情，不妨找一点吓唬人的法子，这样可以中和骤然大喜带来的危害。范进疯了之后，有个报录的人出了个主意说，"只消他怕的这个人来打他一个嘴巴，说：'这报录的话都是哄你，你并不曾中。'他吃这一吓，把痰吐了出来，就明白了。"于是范进的丈人胡屠户凶神似的走到跟前，说道："该死的畜生！你中了什么？"一个嘴巴打去，范进果然不疯了。

当然这种吓唬人的法子属于亡羊补牢，情志养心的根本还是在于心境平和，避免出现骤然的"大惊喜"，尤其是对于老年人来说，更是如此，一旦家里有什么大喜事，也要想办法一点一点揭开，以免造成乐极生悲的恶果。

上面讲的是大喜伤心，除了大喜，受惊、思虑过度等情绪也都会伤心。

受惊过度，会使心神分离，有时候我们突然听到一件不好的事，受了惊吓，大脑会一片空白，心跳加快、手脚发软等，需要很长时间才能平复下来，《黄帝内经·素问》中说："惊则心无所依，神无所归，虑无所定，故气乱矣。"就是这个意思。

此外，思虑过度，则会使气结胸闷，表现为气喘不顺，感觉喉咙里有痰但是又吐不出来。

每晚泡泡脚，呵护好心脏

劳累了一天，热水泡泡脚，立刻就能缓解一身的疲劳，其实泡脚不光能缓解疲劳，对整个身体健康都大有益处。

谚语有"天天洗脚，胜过吃药"，南宋著名诗人陆游喜欢睡前洗脚，长期坚持。他曾作诗："老人不复事农桑，点数鸡豚亦未忘。洗脚上床真一快，稚孙渐长解烧汤。"谓夜眠濯足而卧，四肢无冷疾，可见古人早知热水泡脚的好处。热水泡脚能促进血液循环，加快新陈代谢，可以改善心脏的供血，并减轻心脏的负担，缓解心脏病患者的胸闷气短、心悸、胸痛等症状。

其实，泡脚的好处还不止这一点。从中医角度看，脚上有反射区和众多穴位，当用热水泡脚时，就会刺激穴位和反射区，促进脚部乃至全身的血液循环，从而加快身体的新陈代谢，起到调理全身的作用。例如，我们熟悉的涌泉穴和太冲穴受到温热的刺激后，就能起到养肾护肝的作用。如果刺激脚底的大肠反射区，还能起到通便的效果。此外，泡脚使血液循环加快，让人出汗，不仅能解除疲劳，还能使某些毒素随着汗液排出。

心脏的反射区位于足底第 4 跖骨与第 5 跖骨之间远端的区域。可在泡脚后重点按揉，一般采用拇指指腹或食指关节按揉，由轻到重，对心律不齐、心绞痛、心衰、冠心病等有较好的调理作用。

不过，泡脚也是有讲究的：首先，保持泡脚水的温度略高于人体体温即可，不要超过 43 摄氏度，一开始泡脚水温应低一些，可逐渐加热水来升高水温。其次，泡脚时间要视年龄而定。对老年人而言，一般泡 20~30 分钟为宜，但低血压的老年人、身体比较虚弱的老年人，每天泡 20 分钟就足够了，以防泡脚时间过长引起血管扩张，导致血压降低；有严重心衰和高血压的人，泡脚时要注意水温不能太高，以免发生意外。小孩子皮肤比较细嫩，泡脚最好不要超过 10 分钟。身体健康的年轻人每天泡 15~20 分钟就可以了。

另外，泡脚盆水面不能太浅，至少要没过脚面，当然，如果是能连小腿一起泡，效果会更好。

泡脚会使人出汗，所以结束后应适量饮水以补充水分。

注意！心脑血管意外多发生在起床瞬间

哈佛大学的一项研究曾发现，心脏病在清晨发作的风险比其他时间高 40%。因为刚睡醒时，人体分泌的肾上腺素等压力激素会使血压升高，使人有缺氧的感觉。此时身体也比较缺水，血液黏稠，向心脏供血的能力较差，这些都会使心脏负担加重。

本身就有心脑血管疾病的人，若是起床太突然，导致中风的概率也会增大。因为当人醒来时，突然起床时，血压会立即上升，心跳加快，四周血管收缩，患有高血压、心脏病的人对刹那间的变化承受不了。血压突然增高，附着在血管上的粥样斑块极易脱落，被血流冲向身体各部位。如果斑块阻塞冠状动脉，便会发生剧烈心绞痛，阻塞脑血管，便会导致中风。据统计，有 1/3 中风、心梗的发生，是在起床时的几分钟内发生的。

所以年老体弱、特别是高血压、心脏病患者，在夜间起床或清晨醒来时，不可骤然坐起，应该在床上躺一会，不要晃动头部，身体要保持原来的姿势，闭目养神，并适当活动一下四肢和头颈部，使四肢肌肉和血管平滑肌恢复适当的张力，以适应起床时的体位变化；然后慢慢侧身起床，使身体适应血压、心跳的变化；下地后可以靠床站一会，再开始活动。晨练者应该在彻底热身之后再开始运动。

对于心脏病患者来说，还要避免半夜起床。因为半夜起床，心脏会出现局部缺血，容易发生危险。

经常快步走能增强心肺功能

俗话说人变老腿先老，老化是从腿开始的，一点也不假，人体全身有约 600 块肌肉，2/3 集中在下半身，人走一步需要使用到 200 块以上的肌肉。肌肉的持续力会随年龄增长日渐衰退，若是缺乏运动，肌肉会萎缩，很多人上了年纪腿脚就不好了，就是因为肌肉、筋骨失去了活力。

除了肌肉萎缩，缺乏运动还会导致心脏衰老加速，预防的方法就是坚持快步走锻炼。在几千年前，快步走就被医学之父希波克拉底称为"人类最好的医药"。

快步走除了可以强筋健骨、提高身体运动技能、预防骨质疏松、加速能量消耗、减肥瘦身、保持体形外，还能增强心肺功能、调节和改善血脂、增进胰岛素功能，对心脑血管病和糖尿病具有很好的防治作用。科学研究发现，快步走会使心跳加快，从而锻炼到心肌，增强心脏泵血能力，对于维持心脏健康具有明显的作用。每天快步走和慢跑可以使心脑血管疾病、糖尿病等慢性病的患病率下降50%。

所谓快步走，是一种步幅适中、步频较快、步速较快、运动量稍大的步行。一般来说，时速在3千米以内的步行为散步，时速3.6千米叫慢行，时速4.5千米称自然步行，时速5.5千米才为快步走。即快步走大概每分钟应走120~140步。

快步走时的心率可以达到最大心率（170减去年龄）的70%，这个强度可对心肺起到良好的刺激，而散步强度较低，不能使心率升高到足以促进心血管健康的程度。跑步的强度要更高，健康人尚可坚持，若是患有心脑血管疾病，很可能发生危险。

要确定速度是否达到了快步走的标准，有一个很简单的方法，就是如果你在行走过程中可以与旁人谈话，但是却无法唱歌，那么这种速度的行走就可以视为快步走。 一般每次快走半小时左右，达到微喘、心跳明显加速，还可交谈的程度即可。

快步走毕竟是一项运动，所以走之前也应当先做做热身运动，慢走5分钟后再加快步伐。快走时最好穿软底跑鞋，以保护脚踝关节。有心脏病、气喘或是心肺功能不佳者，一旦感到不舒服就要停止；膝关节较弱，容易酸痛的人，不宜快走，不妨调整运动量，慢慢走，每次时间稍长点，也能达到运动的效果。

疏通经络，让心气充足、心血通畅

在经络学中，与心有关的经络有两条，一条是手少阴心经，另一条是手厥阴心包经。调理好这两条经络，就能让心气充足、心血通畅。

⊙ 敲心经，可消烦解忧

手少阴心经起于腋窝下的极泉穴，止于小指的少冲穴，穴位都是两边对称的，左右两条各有 9 个穴位。

心是君主之官，对人体起着主宰作用，具有主血脉、藏神的生理功能。手少阴心经内应于心，所以具有养心阴、补心气、安心神、通心脉的功效。有关"心"方面所发生的病症，如胸闷、心悸、心慌、心烦、心前区疼痛、面色苍白无光泽、口舌生疮、失眠、多梦、健忘等，都可通过调理心经来缓解。

手少阴心经循行于手臂内侧，所以刺激起来非常方便，沿着经络路线敲打就能疏通本经的经气，点揉和弹拨重点穴位还可以治疗失眠，预防冠心病、肺心病以及改善颈椎病压迫神经所导致的上肢麻木等。在解忧、解压、消除抑郁等方面也很有效。

心经经气旺在午时，即中午 11~13 点。此时人体阳气最盛，之后阴气就开始上升，是敲心经的最佳时间。

上班的人，正好可以趁午休的空当来敲一敲心经：手握空拳，沿另一只手臂的内侧由小指侧向上敲打至腋窝。敲小臂时有酸痛感，敲大臂时有电麻感，这都是正常的感觉，敲一段时间，这种感觉就会减弱，说明疏通效果良好。

手腕以下部位，可选择重点穴位如神门穴、少府穴、少冲穴等进行揉按，效果更好。极泉穴位于腋窝中，敲打效果不好，可重点按揉或弹拨（用拇指指腹稍用力下压，然后向外侧横向拨动，有电麻感）。

手厥阴心包经也位于手臂上，起于胸中天池穴，终于中指端中冲穴。心包经的功效与心经相比，各有侧重，心经主治神经方面的疾病（器质性疾病），心包经主治精神（认知、情感、意志）方面的疾病。敲完心经可顺带敲敲心包经，养心护心功效更好。

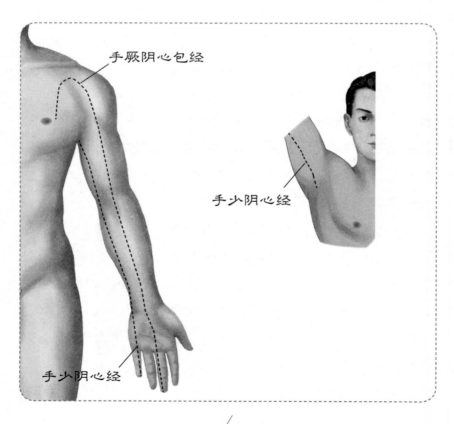

手厥阴心包经

手少阴心经

手少阴心经

⊙ 内关穴，保护心脏的阀门

手心主之别，名曰内关。去腕二寸，出于两筋之间，循经以上，系于心包络。心系实则心痛，虚则为头强。取之两筋间也。

—— 《黄帝内经·灵枢·心脉》

内关穴是中医临床最常用的穴位之一，为历代医家所倍加重视，有"万能穴"之称。它是手厥阴心包经的络穴，又是八脉交会穴之一。心包经可以调节心脏的功能，堪称心脏的保护神。《黄帝内经》认为："心为人身之君主，不得受邪，若外邪侵心，则心包当先受病。"内关穴作为心包经之"阀门"，与十二经脉关联，对调节脏腑平衡起着重要作用。

内关穴位于腕臂内侧，掌长肌腱与桡侧腕屈肌腱之间，腕横纹上2寸处。食指、中指、无名指并拢，从腕横纹处向上量取，食指边缘、两肌腱之间即是内关穴。

内关穴主治本经经病和胃、心、心包经疾患以及与情志失和、气机阻滞有关的脏腑器官、肢体病变，也是全身强壮要穴。具有定惊

内关穴

在腕臂内侧，掌长肌腱与桡侧腕屈肌腱之间，腕横纹上2寸处

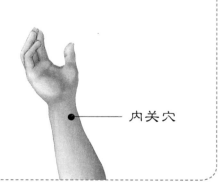

内关穴

止悸、涤痰开窍、宽胸理气、和胃降逆、养心安神、祛风除湿、通络止痛的作用。在现代临床医疗中的运用是非常广泛的，可以治疗内科、外科、妇科、儿科疾病，涉及呼吸、消化、循环、神经等系统，其功能之多，主治范围之广，非一般穴位所能及。

心功能不好的人，可通过刺激内关穴来达到强心的目的，穴位按摩相比敲经力度要重，对某些相关疾病也有很好的辅助治疗作用。

有些女性到了四五十岁时，经常容易产生心慌、气短、出虚汗等不适症状。体检时各项指标显示正常，只能笼统地说是更年期综合征，或者亚健康，但是没什么特效药和好的治疗方法。实际上按照古人的说法，女人到了这个年龄段，身体就开始进入衰老阶段。内关穴能打开人体内在机关，有补益气血、安神养颜之功。更年期女性常按揉，对调理心绪、补养气血是很有效的。

当然，内关穴也不是女性专用穴，经常心情抑郁、烦躁、紧张的人，容易失眠的人，都可以按一按，对平复心情、调养心脏都有好处。

除了能够宽胸理气、宁神和胃，内关穴还是辅助治疗心脑血管疾病的要穴。心悸失眠、胸胁痛、冠心病、风湿性心脏病等都可以用。

相比按揉，对于心脑血管疾病患者来说，经常艾灸内关穴效果更好。点燃艾条，温和灸双侧内关穴20分钟，可使脑血管扩张，脑血流量增加，脑部血液循环改善，可起到一定的防治脑血管病的效果。

⊙ 心情抑郁，点揉膻中能宽胸理气

膻中者，臣使之官，喜乐出焉……为气之海……心主之宫城也。

——《黄帝内经·素问·灵兰秘典论》

膻中穴是心包经的募穴，八会穴之气会，《黄帝内经》称其"为气之海"，其功用是募集心包经气血，所以具有宽胸理气、活血通络、清肺止喘、舒畅心胸等功能。主治与气相关的疾病，如气喘、气短、胸痛、心痛、心悸、心烦等。

膻中穴的位置非常好找，它位于两乳头连线的中点，前正中线上。男性在两乳头连线的中点取穴即可；女性平第4肋间，前正中线上取穴。

现代社会生活节奏快，各种不顺心的事比比皆是，心里不顺的事多了，又无处倾诉，就会造成心情低落、抑郁，久而久之，就可能引发抑郁症。相比于心情抑郁，抑郁症算是一种疾病了，主要表现为情绪低落、兴趣减低、思维迟缓等，有的可出现饮食睡眠差，甚至有厌世和自杀的倾向。

对于心情抑郁或是抑郁症，除心理疗法和药物治疗外，还可以通过经络穴位来调理，这其中最重要的一个穴位就是膻中穴。

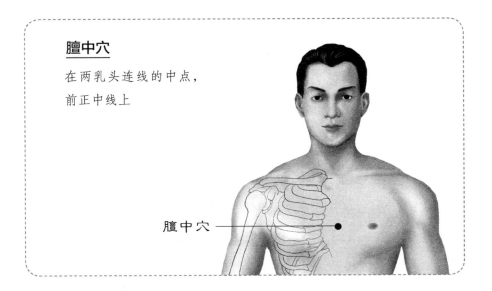

膻中穴

在两乳头连线的中点，
前正中线上

膻中穴

抑郁症属于"郁证"的范围，中医认为主要是心、肝、脾三脏的气机郁滞所致。膻中穴属于任脉，也是八会穴之气会，可治疗一切气机失调所致的疾病，具有补益上焦、宽胸理气、降气通络的功效。

用一手拇指或中指螺纹面着力，置于膻中穴上，稍微用力作有节律的轻柔缓和的回旋揉动。每天2次，每次揉50~100下；或者是用大鱼际部着力，紧紧按压于膻中穴处，作快速而有节律的振颤动作1~2分钟，就能有效缓解抑郁情绪。

另外，心脏出现不适，如呼吸困难、心跳加快、头晕目眩时按按膻中穴，也能使症状得以缓解；工作、生活压力大，烦躁生闷气时，按膻中穴也可使气机顺畅，烦恼减轻。

⊙ 经常失眠，揉一揉神门穴

神门穴是手少阴心经的重要穴位之一，神，气也；门，出入的门户也。神门穴，就是心经气血物质对外输出之处。神门穴还是手少阴心经的原穴，原穴是脏腑的原气经过和留止的部位，所以这个穴位具有很强的补益心气的作用。是治疗心神疾病的必选穴位，主治心病、心烦、惊悸、怔忡、健忘、失眠、癫狂病、胸胁痛等，经常心烦失眠的人，按之也有特效。

神门穴在腕部，腕掌侧横纹尺侧端，尺侧腕屈肌腱的桡侧凹陷处。小指侧手腕关节处的硬筋与手腕横纹交会处即是。

失眠，几乎已经成为现代人的通病，现代社会，人们普遍压力大，容易导致情绪冲动、心情烦乱等，进而引起失眠。有些人失眠，习惯吃安眠药，一两次是很管用，然而时间一长会上瘾，产生耐药性。而且长期失眠会影响脑功能，特别是前额叶功能的正常运转，如记

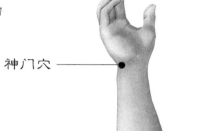

神门穴

在腕部，腕掌侧横纹尺侧端，尺侧腕屈肌腱的桡侧凹陷处

神门穴

忆功能、注意力、言语能力、计划能力等。失眠也会影响到情绪，情绪则反过来使失眠越来越重。

神门穴是缓解失眠的特效穴位，可以调阴阳、滋肾清热。轻度睡眠障碍，每天按揉几次，就能够调节和放松身体，改善睡眠质量；严重失眠者，在配合药物治疗的同时，进行按摩，也能起到事半功倍的效果。

用拇指指尖垂直掐按，力度以能忍受疼痛为宜，每次按摩 3~5 分钟，在中午和晚上睡前点按最佳，注意用力不要过重，有酸胀感即可。也可以使用艾灸，用艾条悬提灸，每次灸 5~10 分钟。

有心脏不适的人，如心悸、心慌等，可用小夹子夹住神门穴 2 秒钟，然后放开，反复几次，也能起到很好的刺激作用，缓解症状。

⊙ 心绞痛按揉心俞穴就管用

在我们的背腰部位有很多俞穴，俞穴是脏腑经气输注于背腰部的腧穴，与各脏腑一一对应，与心对应的是心俞穴。心主血脉，所以刺激心俞穴可调节气血，养心安神，主治心痛、惊悸、咳嗽、吐血、失眠、健忘、盗汗、梦遗、癫痫等。

心俞穴在背部，当第5胸椎棘突下，旁开1.5寸。找到第5胸椎棘突，其下凹陷处向两旁量取1.5寸（两横指宽）即是。

很多人觉得心脏疾病是大病，离我们很远，其实，生活中有些疾病很容易累及心脏，造成伤害，其危险性并不比心脏病小。比如中老年人身体虚弱、免疫功能下降，患感冒后病毒就容易侵入心肌，可导致心肌炎，甚至出现心绞痛、心衰等。

像这种心脏疾病，若急速按摩心俞穴，可起到良好的效果，以一手掌掌根部位置于心俞穴进行顺时针按揉，每分钟80次，反复3~5分钟后，再揉另一侧，力度要轻柔。当然，这种按摩只是起到辅助治疗作用，如果是病情急骤，一定要急救，否则会危及生命。

对于患有冠心病的人来说，按揉或艾灸心俞穴也是很好的缓解和辅助治疗方式。用艾条悬提灸，每天1次，每次灸15分钟，症状

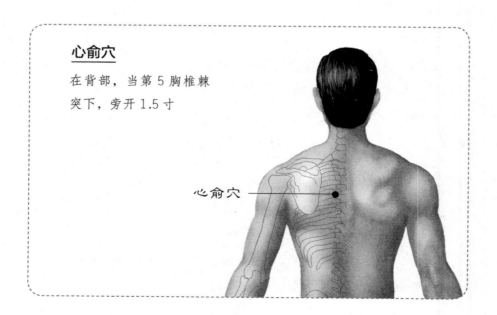

心俞穴

在背部，当第5胸椎棘突下，旁开1.5寸

心俞穴

缓解后可隔天 1 次。此法可以调气血，通络安神，缓解心烦、失眠，强健心脏功能，提高心肌抗缺血性损伤的能力，从而有效预防和缓解冠心病引发的心绞痛等症状。

心俞穴也是养心安神的有效穴位，特别是对心脾两虚型失眠，症见多梦易醒、心悸健忘、食少体倦等效果最好。坚持每天按摩 2~3 次，1 周左右可起到明显疗效，坚持按摩可治愈。同时要注意饮食调理，不饮酒和吃有刺激性的食物，多吃些新鲜蔬菜和水果及豆制品和海产品。如果能每晚都坚持用热水泡脚 30 分钟左右，充分刺激足底，效果就更好了。

心俞穴所处的位置靠近心脏，所以使用时要谨慎，手法一定要轻柔。此外，人体背部为阳，不宜受凉，所以艾灸时要注意保暖，艾灸后还要多喝温水，避免上火。

⊙ 胸闷心烦，曲泽穴泻胸中之热

曲泽，肘内廉下陷者之中也，屈而得之，为合。

——《黄帝内经·灵枢·本输》

曲泽穴的"泽"是灌溉的意思，也就是给心脏以补养。曲泽穴是心包经的合穴，合治内府，心脏有损伤，它能帮助修复。常按此穴有清心泻火、除烦安神的作用。主治心痛、善惊、心悸、胃疼、呕吐、转筋、热病、烦躁、肘臂痛、上肢颤动、咳嗽等。如出现心胸烦热、头晕脑涨，或有高血压、冠心病等属于心包经之热证者，都可通过按摩曲泽穴进行调理。

中医里有种刺血疗法，一针刺入旧血去，百脉通来新气生，曲泽穴就是一个常用放血点，掌握放血量和放血时间，可通治百病，曲泽穴主要治咽喉肿痛一类的病症。

曲泽穴在肘横纹中，当肱二头肌腱的尺侧缘。微屈肘，在肱二头肌腱外侧，肘横纹上，感觉到脉搏跳动的位置即是。

曲泽穴是手厥阴心包经的合穴，能反映心经问题。如果按揉此穴时出现明显疼痛，有可能存在心脏供血不足、心包经气血严重郁结等问题。此时要坚持按揉，以一手的拇指指端垂直点揉曲泽穴 20~30下，每天 2 次，可以清心泻火、醒脑除烦。心烦胸闷、头昏脑涨、心悸时点揉效果明显。有高血压、冠心病者也可常揉以缓解病情。

手臂微曲，平放于桌面上，用艾条灸曲泽穴 5~10 分钟,每天 1 次。可通经活络，辅助治疗心痛、心悸。还有和胃止泻的作用。

没有心脏问题的人，也可以刺激这个穴位来做心脏保健，拍打曲泽穴，就能起到疏通经气、强化心脑血管的作用，帮助我们打造一个动力十足的心脏。

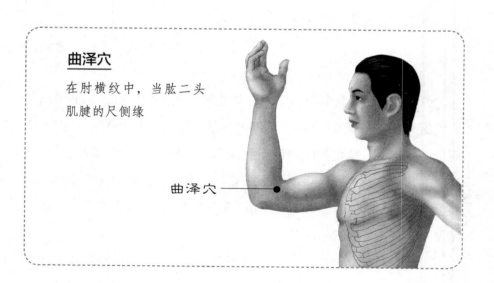

曲泽穴

在肘横纹中，当肱二头肌腱的尺侧缘

曲泽穴 —●

红色食物能让心脏变强劲

从五行来看，红色属火入心，故常吃红色食物能起到养心护心的作用。

红色食物进入人体后可入心、入血，大多具有益气补血和促进血液、淋巴液生成的作用。

而且，红色食物一般具有极强的抗氧化性，富含番茄红素、鞣酸等，可以保护细胞，具有抗炎作用。例如，易受感冒病毒侵袭者，多食红色食物胡萝卜，可增强抗御感冒的能力。番茄红素对心血管也有保护作用。

另外，红色食物还能为人体提供丰富的优质蛋白和大量矿物质、维生素，具有治疗缺铁性贫血和缓解疲劳的作用，对乳腺癌等肿瘤疾病有防治作用；许多红色食物给人以兴奋感，有增加食欲、光洁皮肤、增强表皮细胞再生和防止皮肤衰老等作用。

常见的红色食物有红小豆、西红柿、胡萝卜、红薯、山楂、红苹果、草莓、红枣、老南瓜、红米等。

⊙ 红小豆，让心血充足的谷物

红小豆颜色赤红，红入心，所以李时珍称之为"心之谷"。红小豆粗纤维物质丰富，有助降血脂、降血压、改善心脏活动功能等作用；同时又富含铁质，能行气补血，非常适合心血不足的人食用。

夏日气温高，心火上炎容易长口疮疖肿；暑热伤阴，心血暗耗，会引起头晕、心悸、失眠、烦躁等不适症状；暑湿重，心阳不振，则易脾虚水肿。多食用红小豆，以上问题都能得到预防和缓解。

红小豆能够起到很好的解毒、解酒以及利尿的作用，同时对于心脏病、肾病以及水肿等都有很好的辅助治疗作用。

一般情况下，红小豆适合大部分人食用，特别适合水肿以及哺乳期的女性食用，具有减少水肿以及通乳的功效。

红小豆有很好的利水作用，所以身体无水肿者不要多吃，否则容易出现尿多以及体形消瘦的情况。尿多的人，也不宜多食红小豆，否则会加重尿频。

失眠烦躁

红小豆 100 克，放入水中浸泡 10 分钟后，与陈皮 1 小块一同煮粥，最后加入冰糖煮化即可。

小便不利

红小豆 60 克，桑白皮 15 克，加水煎煮，去桑白皮，饮汤食豆。可健脾利湿，用于脾虚水肿、小便不利。

水肿

白茅根 250 克，红小豆 120 克，加水煮至水干，除去白茅根，将豆分数次嚼食。可利尿，用于肾炎或营养不良性水肿。

⊙ 常吃胡萝卜，血管畅通，心脏健康

胡萝卜中的胡萝卜素可以转化成维生素 A，保持血管畅通，从而防止中风。经常吃胡萝卜，可使血中胆固醇降低，并对预防心脏疾病和肿瘤有一定的效果。

现在很多人追求少油饮食，能凉拌的不油炒，但胡萝卜素属于脂溶性物质，需用油炒才能使胡萝卜素真正被人体吸收。另外，胡萝卜也不宜加醋，否则也会使胡萝卜素损失。

菊花胡萝卜汤

【材料】胡萝卜 100 克，菊花 6 克，盐适量。

【做法】1. 胡萝卜洗净切片。

2. 锅烧热加油，下胡萝卜片略炒，然后注入清水，放入菊花煮 2 分钟，加少量盐调味即可。

【功效】疏风清热。适用于高血压眩晕者。

胡萝卜玉米牛蒡汤

【材料】排骨 500 克，玉米 1 根，胡萝卜 1 根，牛蒡 50 克，盐适量。

【做法】1. 排骨入清水中煮出血沫，捞出用冷水冲洗干净。

2. 牛蒡刮去表面的黑色外皮，切成小段；玉米切小段；胡萝卜洗净去皮，切成滚刀块。

3. 把排骨、牛蒡、玉米、胡萝卜入油锅炒片刻，然后加适量开水，大火煮开后改小火煮 1 小时左右，加盐调味即可。

【功效】扩张血管、降低血压。高血压患者宜常食。

⊙ 荔枝可养心安神，理气补血

荔枝味甘、酸、性温，入心、脾、肝经；可止呃逆，止腹泻，同时有补脑健身、开胃益脾、促进食欲的功效。荔枝所含丰富的糖分可补充能量，缓解疲劳等症状；丰富的维生素C和蛋白质，可促进毛细血管的血液循环，防止雀斑的发生，还可令皮肤更加光滑。

将荔枝和同样具有补脾益气、养心安神作用的红枣一同煮汤食用，对于气血不足、体虚引起的失眠、睡眠障碍有一定的效果，对痛经也有预防和缓解作用。

心烦失眠

干荔枝肉15克，红枣7枚，洗净后放入锅内，加清水，大火煮沸后改用小火煎煮30分钟，至荔枝肉和红枣熟烂。每天食用1次。

荔枝鸡球

【材料】鸡脯肉300克，荔枝肉30克，红黄彩椒各1个，鸡蛋1个，淀粉、蚝油、盐、葱、姜、花椒粉各适量。

【做法】1.鸡肉剁成肉末，加鸡蛋、盐、蚝油、料酒，搅拌均匀，用手搓成丸子，放入油锅中炸成金黄色，捞出备用。

2.彩椒切成块，炒锅热油，爆香葱姜，下彩椒翻炒。

3.放入荔枝肉、鸡肉丸，将花椒粉、盐、蚝油、水、淀粉调成汁淋入，烧沸即可。

【功效】养心健脾，益胃生津。用于心神不安、食欲不振等。

荔枝荸荠火龙果水

【材料】鲜荔枝 300 克，火龙果半个，荸荠 200 克，冰糖适量。

【做法】1. 荔枝剥去外皮，去核；荸荠洗净去皮，成小块备用；火龙果去皮取汁备用。

2. 砂锅中放入冷水，把处理好的荔枝和荸荠放入锅中，大火烧开后用勺子撇去浮沫，改小火炖 20 分钟，放入冰糖再炖 5 分钟，停火。

3. 糖水放凉后，将火龙果汁倒入杯中拌匀，放入冰箱冷藏 2 小时即可饮用。

【功效】养心清肺，生津止渴。用于阴虚火旺、汗出不宁等。

荔枝性热，所以不要多食，否则容易上火。有出血病者、妊娠期女性以及小儿均应忌食。阴虚火旺体质者不宜食用。有痤疮、伤风感冒或有急性炎症时，也不宜吃荔枝，否则会加重病情。

老年人多食荔枝容易导致或加重便秘，需注意。

苦味食物是心血管疾病的克星

人们在通过食物摄取酸、辛、苦、咸、甘五味食物时大致是平衡的，其中当属"苦"味最不受欢迎，"吃苦"历来总与"受罪"相提并论，但苦味却有其他味道所没有的独特功效。《黄帝内经》中说："苦入心。"苦味食物性寒、味苦，入心经。苦味属阴，能燥湿坚阴，有疏泄作用，能清除人体内的湿热，使其保持正常平衡状态，具有"除邪热，祛污浊，清心明目，益气提神"的功效。

苦味食物最大的功能就是可以去心火。心在五行中属"火"，苦能调降"心火"，平衡阴阳，从而能保证心脏运行，带动血液和氧气输送到身体各个器官和部位。

苦味食物还能预防心脑血管疾病。研究表明，苦味物质能增加心肌和血管壁的弹性，有益于提高微血管弹性并扩张血管，能抗动脉粥样硬化，调节血脂，预防血压升高。

常见的苦味食物有苦瓜、莴笋、生菜、杏仁、荞麦、莲子芯等，只要我们合理选择食用，适当吃"苦"，就能为"心"保驾护航。

苦荞，很多人都不认识，但对于心血管疾病患者来说却是非常有益的。苦荞含有黄酮类物质，其主要成分为芦丁，具有降低毛细血管脆性、改善微循环的作用，临床上也常用于糖尿病、高血压等的辅助治疗。

虽然苦味食物能让人远离上火的烦恼，但是也不能吃得过多。因为吃得太多或者长期食用，容易伤损脾胃，引起恶心、呕吐等不适，并且苦味食物吃得太多也会损伤人体阴液。苦入心，可化燥伤阴，因此如果是形体消瘦，有手足心热、午后低热、夜间盗汗等阴虚体质表现的人，一定要少吃或不吃。

另外，苦走骨，苦味多寒，容易伤及阳气，肾阳损伤则会使人骨弱无力、行动不便。如果是有骨病，就更要注意少吃苦味食物了。

⊙ 苦瓜

苦瓜算得上是苦味食物的代表了，大约在明代初期从印度传入我国南方。

中医认为，苦瓜有解毒排毒、养颜美容的功效。《本草纲目》中记载，苦瓜味甘，性平，可"除邪热，解劳乏，清心明目"。

苦瓜中维生素 C 的含量特别高。嫩苦瓜中糖苷含量很高，所以味比较苦，随着果实成熟，糖苷被分解，苦味就会变淡。正是这种苦味，能起到清心、护肝、健脾的作用，对高血糖、高血压、高血脂都有很好的调理作用。

苦瓜的微苦味道，能刺激人体唾液、胃液分泌，使食欲大增，还可清热防暑，所以，夏食苦瓜正相宜。无论是凉拌、清炒还是煲汤都是可以的，烹调时只要不过度加热，保证它的青绿，就不会破坏太多的营养物质。

有心脑血管疾病、糖尿病的人，可以将苦瓜切成片晒干，每次取 2~3 片，放入杯中用沸水冲泡，闷约 10 分钟后饮用，或者搭配绿茶饮用，有一定的减脂、降压、降糖功效。

⊙ 莲子

莲子性平、味甘，具有益肾涩精、养心安神的功效；莲子心性寒、味苦，具有清心安神、交通心肾等功效。中医认为，莲子善于补五脏不足，通利十二经脉气血，其味涩固摄，有补脾止泻作用，能补肾固精。

很多人嫌莲子心苦，于是将其扔掉，是很可惜的。研究发现，莲子心所含生物碱具有显著的强心作用，可抗心律不齐。

心烦失眠

莲子 15 克（带心），百合 30 克，麦冬 12 克。加水煎服。可清心宁神，用于心烦失眠，及病后余热未尽、心阴不足、口干、心悸等。或用莲子、百合各 30 克，加冰糖适量，炖汤食用。

莲子银耳百合汤

【材料】银耳10克，莲子30克，百合20克，红枣5枚，枸杞子、葡萄干、冰糖各适量。

【做法】1.红枣、莲子、百合等提前用水浸泡并清洗干净；银耳泡开后撕成小朵。

2.将所有材料放入砂锅中，加适量清水，炖至汤汁黏稠即可。

【功效】补血安神。适用于心烦、失眠、多梦等。

莲子猪心粥

【材料】大米100克，猪心1个，莲子60克，桂圆肉10克，姜2片，金针菇50克，盐，食用油各适量。

【做法】1.将猪心切薄片，放入清水中浸泡以去除血污。

2.将大米、莲子、桂圆肉放入锅中，加水煮粥，粥将成时，放入金针菇、姜片煮5分钟，再放入猪心煮约3分钟，加盐调味即可。

【功效】补益心脾，安神健脑。适用于高血压病、冠心病，及心脾不足引起的失眠、心悸、健忘、多梦等。

莲子有收敛固涩的功效，所以便秘者不宜多吃。容易腹胀的人也不要多吃。

养心最有效的 5 味中药

喜怒哀乐本是人之常情，是人们对周围世界各种事物的反应。心主神志，如果其功能正常，人就会精神饱满、意识清楚；反之，轻者失眠、多梦、健忘、易怒、心神不宁，重者则神志昏迷、谵妄乱语。对于心神失养者来说，除了调适好心情，饮食得当，也可以使用一些养心安神的中药来调理，如桂圆肉、酸枣仁、柏子仁、首乌藤、合欢皮、远志等。

⊙ 桂圆肉养心益智，失眠多梦者宜常食

桂圆肉亦药亦食，性温味甘，具有益心脾、补气血的功效，长期食用，可以强体魄，安神健脑，开胃健脾，补体虚。因其养心益智功效显著，古人也称之为"益智"，李时珍曾说："食品以荔枝为美，滋益则龙眼为良。"王士雄在《随息居饮食谱》中也说："龙眼（桂圆）甘温，补心气，定志安神。"

现代人生活节奏快，经常熬夜，准备点桂圆肉，每次取 20 克，放入杯中，加 300 毫升沸水冲泡约 5 分钟，饮汤吃桂圆肉，有很好的提神功效。经常失眠特别是伴有心悸的人，每晚睡前吃 10 粒桂圆肉，可养心安神，助眠效果也很好。经常用桂圆肉煮粥食用，可养心益智，老少皆宜。

失眠多梦

桂圆肉 10 克，酸枣仁 10 克，五味子 5 克，红枣 10 枚。水煎服，有养血安神的功效。可辅助治疗神经衰弱、全身乏力、失眠多梦、记忆力减退等。

治贫血、自汗盗汗

桂圆肉 15 克，莲子、芡实各 20 克，同煮汤食用。每天 1~2 次。可辅助治疗贫血、心悸怔忡、自汗盗汗等。

桂圆肉和红枣是很好吃的补血搭档，煮汤炖肉时放点进去，既能增加补养效果，又可提升风味。

桂圆红枣炖牛肉

【材料】桂圆肉 20 克，红枣 8 枚，牛肉 100 克，胡萝卜 200 克，生姜 3 片。

【做法】1.红枣洗净去核，桂圆肉洗净，胡萝卜去皮切块，牛肉切块，置沸水中稍滚沸片刻，再洗净。

2.将原料一起放入炖盅，加冷开水 500 毫升（约 2 碗量），加盖隔水炖 2 小时。食用时加盐调味。

【功效】祛寒补血，通心脉。能辅助防治寒凝心脉或血虚寒闭型心绞痛。

桂圆肉也可泡酒，取桂圆肉 200 克，加白酒 500 毫升，泡 1 个月。每晚临睡时饮 15 毫升。可消除疲劳，安神定志，很适合老年人饮用。

很多人吃桂圆肉后会感觉身体上火，这是因为桂圆肉性温，所以一次不要吃太多，否则不仅上火还容易滞气，有上火发炎症状的人最好不要吃。

⊙ 酸枣仁宁心安神，适合多汗失眠的人

酸枣仁具有养肝、宁心、安神、敛汗等功效，是中医治疗虚烦不眠、惊悸怔忡、烦渴、虚汗等的要药。中医很早就认识到了它的功效，酸枣仁汤就是东汉张仲景创制的名方，是治疗失眠的经典方剂，《金匮要略》记载："虚劳虚烦不得眠，酸枣仁汤主之。"

酸枣仁还有一定的降低血压、安神镇静和调节神经的作用。将酸枣仁与粳米煮粥食用，可辅助治疗神经衰弱引起的失眠，而且温和无副作用，特别适合体质虚弱的人食用。

盗汗

酸枣仁、人参、茯苓各等分。研为细末，每次取3克，米汤调下。（《普济方》）

虚烦不眠

酸枣仁20克，丹参15克，茯苓30克，共研为细末，每次5~6克，温水送服。也可入粥中煮食。用于体虚自汗、盗汗。因三者又能养心安神，故也可用于虚烦不眠。

有实邪郁火（常表现为牙痛、咽喉肿痛、牙龈出血、胃中有灼热感、小便短赤、便秘等）者不宜服用酸枣仁。

百合枣仁粥

【材料】酸枣仁15克，百合30克，粳米100克。

【做法】1.酸枣仁捣碎，同百合一起煎煮，去渣取汁；大米洗净备用。

2.粳米入锅中，加入适量清水，与药汁一起煮成粥。

【功效】清心安神。用于心阴不足之心烦发热、心悸失眠。

银耳枣仁汤

【材料】银耳10克，酸枣仁10克，冰糖25克。

【做法】银耳洗净泡发，酸枣仁布包，一同放入砂锅内，加水煮汤，弃酸枣仁，即可食用。

【功效】滋阴清热、养心。用于阴虚发热、心烦失眠等。

⊙ 柏子仁养心安神，还能通便

柏子仁味甘，性平，归心、肾、大肠经，具有养心安神的功效，用于心阴不足，心血亏虚以致心神失养之心悸怔忡、虚烦不眠等，经常遗精、盗汗者也可服用。柏子仁还有润肠通便的作用，用于肠燥便秘，特别适合用来调理老年慢性便秘。也可用于阴虚盗汗、小儿惊痫等。

血虚失眠

柏子仁10克，丹参、酸枣仁各15克。水煎服，每天1剂。

自汗盗汗

柏子仁9克，糯稻根、浮小麦各15克，红枣5枚。水煎服，每天1剂。

肠燥便秘

柏子仁12克，火麻仁15克。水煎服，每天1剂。

健忘

柏子仁适量，磨成粉，每次服用5克，每天2次。用于气血亏损所致的心悸怔忡、健忘失眠、精神恍惚等。

经常失眠的人可以用柏子仁和猪心一起炖食，可补血养心、安神定志。也可与粳米共煮粥，还有一定的润肠通便作用。

柏子仁润肠作用比较明显，所以腹泻期间，或大便溏薄者忌服；湿热痰多者也不宜服用。

柏子仁炖猪心

【材料】柏子仁 15 克，猪心 1 个，葱花、酱油、料酒、盐各适量。

【做法】1. 将猪心清洗干净，横向切成厚片，在热水中焯过，放入砂锅中，加入沸水，用小火煮 20 分钟左右。

2. 下柏子仁，炖至猪心软烂，加适量葱花、酱油、料酒和盐调味即可。

【功效】补血养心，安神定志，润肠通便。用于心血不足所致的心悸不宁、失眠多梦伴便秘不通等。

柏子仁粥

【材料】粳米 60 克，柏子仁 15 克，地瓜 50 克，蜂蜜 20 克。

【做法】1. 将柏子仁去尽皮壳杂质，稍捣烂。

2. 将柏子仁同粳米、地瓜煮粥，粥成后盛出，稍凉后加入蜂蜜，即可食用。

【功效】养心安神，滋阴养肝，舒脾润肠，养颜乌发。适用于体虚肠燥便秘、心悸、失眠、健忘等。平时大便稀薄者及发热期间忌食。

⊙ 灵芝泡水喝，补心血、益心气、安心神

很多人认为灵芝是很神奇的"救命"药，因为许多文学作品和传说中都把它描述成起死回生之物。其实，灵芝最大的功效在于补气安神、止咳平喘，中医常用来治疗眩晕不眠、心悸气短、虚劳咳喘等。

灵芝能养心，主要体现在三个方面：补心血、益心气、安心神。所以可用来治气血不足、心神失养所致的心神不宁、失眠、惊悸、多梦、健忘、体倦神疲、食少等。灵芝还有一大功效是补益肺气、温肺化痰、止咳平喘，可用来治疗咳喘痰多，尤其对痰湿型或虚寒型咳喘咳痰疗效较好。

灵芝性平味淡，所以可单用，研末吞服或者泡水、泡酒都可以。也可根据情况与当归、白芍、酸枣仁、柏子仁、桂圆肉等同用。

灵芝煎水

灵芝15克，加清水用小火煎煮2小时，取其汁加入蜂蜜即可饮用。也可放入杯中，用沸水冲泡饮用，可酌加少许冰糖或蜂蜜。

灵芝泡酒

将灵芝50克剪碎，放入500毫升白酒中，密封浸泡，每天摇晃1~2次，7天后，待白酒变成棕红色时即可饮用，还可加入冰糖或蜂蜜。

灵芝红枣汤

灵芝15克，红枣9枚，一同煎水服用。常服可安神养心，还可改善贫弱体质，提高免疫力。

灵芝三七饮

灵芝15克，煎煮取汁，加入三七粉4克，早晚各服1次，可辅助治疗冠心病和心绞痛。（有出血性疾病者、经期女性不宜用）

养好脾胃，少生病、不生病

　　《黄帝内经》中说："脾胃者，仓廪之官，五味出焉。"脾胃是气血、津液、精髓等化生的源头，脾胃健旺，化源充足，脏腑功能才能强盛，正所谓"脾健胃和，五脏乃安"。可以说，脾胃就是人一生能量的来源，守护着生命健康。调理好脾胃，才能少生病、不生病。

脾胃不好的几个信号

《黄帝内经》里说"胃主受纳""脾主运化"，人体的消化吸收由脾胃共同完成。如果脾胃功能不好，那么营养物质就无法顺利地送达五脏六腑和身体各处。身体得不到滋养，必然会引起一些外在的病变。所以，脾胃健运与否，只要留心，就能从身体上找到蛛丝马迹。

信号一：面色暗淡、萎黄

脾胃是气血生化之源，如果脾气虚弱，气血生化不足，皮肤得不到足够的滋润和营养，就会变得暗淡、发黄。如果不能及时调理，脸色就会逐渐萎黄，人也会消瘦枯槁。

信号二：口唇淡白、干燥

《黄帝内经》中指出："口唇者，脾之官也""脾开窍于口""脾之合肉也，其荣唇也"。脾胃的问题会表现在口唇上：脾胃功能正常的人，嘴唇红润，干湿适度，润滑有光泽；脾胃功能不好的人常嘴唇发白、没有血色，显得非常干燥，容易起皮、裂口。

信号三：睡觉时流口水

"脾主涎"，"涎"即口水。气有固摄作用，一个人脾气充足，涎液才会传送正常，并且老老实实待在口腔里，帮助人体进行吞咽和消化；如果脾气虚弱，固摄功能减弱，涎就会不受约束，使人睡觉的时候流口水。

信号四：睡眠不好

《黄帝内经》认为，胃不和则卧不安。脾胃不和会使人睡眠质量下降，出现入睡困难、惊醒、多梦等问题。

信号五：肥胖或消瘦

正常情况下，食物进入胃，经过初步消化，然后精微营养部分被脾带走，上输给肺，肺通过血液将营养带给五脏六腑。如果脾出现了问题，健运失常，营养物质堆积在身体内，就会形成肥胖。

脾虚可导致肥胖，反过来瘦人是不是脾胃就好呢？不一定。脾胃功能低下，不能将食物转化成身体所需的营养，而是直接把它排出去了，身体得不到足够的营养支持，人就会变得消瘦。

信号六：胃胀气、泛酸、打嗝、口臭

脾胃一升一降，共同完成对食物的消化吸收。如果脾胃感受湿热，清气不能上升，浊气不能下降，就容易引起胃胀气、泛酸、打嗝等不适，浊气顺着食道上行到口腔，就会形成类似于食物腐熟的味道，也就是我们平常所说的口臭。

现代医学认为，泛酸是由于胃酸分泌过多造成的，如果不及时治疗就会慢慢发展成胃炎、胃溃疡，因此若常出现胃泛酸，要引起重视。

信号七：便秘

正常情况下，人喝进去的水通过脾胃运化，才能成为身体的津液，如果脾阳不足，津液生成受限，就会导致大肠动力不足，继而造成功能性便秘。另外，胃火亢盛，耗损津液，也可导致大便燥结、排便困难。

信号八：胃痛

腹部受凉、过量食用寒凉食物、情绪大起大落、脾胃虚寒等，都可能导致胃痛，这是胃受伤的直接表现。

这些生活方式最伤脾胃

在古代，有些中医给人看病，会挑选病人，年轻人不给看。这不是因为中医性格古怪，刁难病人，而是，中医治病是要调节人身体阴阳五行的平衡，这个平衡外受气候的影响，内以个人本身调节为主导。中医养生，也需要顺应外界气候变化等，再加上好的生活习惯来配合，如不熬夜、饮食清淡，等等。很多年轻人仗着自己年轻，挥霍自己的身体，追求刺激快活，难以听从中医的劝告修身养性，如此，就是再高明的中医，再好的药，治疗效果也不会太明显。

生活方式对身体的伤害，尤以伤害脾胃最为常见。

⊙ 饮食不知节制

《黄帝内经》中说："饮食自倍，肠胃乃伤。"饮食不知节制是脾胃受伤的重要原因。食物进入胃中是需要一定时间消化的，而胃的消化津液又来自于脾的输送。短时间大量进食，脾脏的输布跟不上胃部消化所需，就会造成胃部的食物积留。

很多人工作过于专注，遇到事情，会不眠不休不饮不食，到吃的时候就饱餐一顿，这样脾胃就要受苦。

食物积留，脾就要不断进行津液运化，胃要不断地进行消化再消化。也就打乱了人体消化之后吸收、传播营养的有序过程，脾胃疲于对水谷的运化，来不及处理其他"工作"，从而造成消化吸收系统紊乱。

⊙ 起得晚，错过早餐

辰时（凌晨7点~9点）是胃经当令，这时候最适合吃早饭，为身体补充营养。《黄帝内经·素问·五脏别论》中说："胃者，水谷之海，六腑之源也。"意思是说，胃是储存饮食的器官，有"水谷之海"的称号，是生成营养物质供给五脏六腑活动的源泉。辰时吃好早餐可以养护胃气，胃气足才能滋养全身。

辰时之后是巳时（上午9点~11点），脾经当令，脾是主运化的，早上吃的饭经过消化，在此时会被脾运化，生成气血，如果经常起床太晚，错过吃早餐，脾就没有可以运化的东西，久而久之就会虚弱。会出现消瘦、流口水、水肿等问题。

⊙ 小病小痛随意吃药

我们一般都会在家中备一些常用药物，很多人遇到伤痛感冒这些小毛病，就自己找点药吃了，这似乎成了一种习惯。只要是口服的药物，都是要通过胃肠进行传递、消化和吸收的，随意吃药，肠胃就会受到这些药物的刺激和损害。

目前滥用最广的就是止痛药，长期或超量服用止痛药，还会损伤胃腑气血，严重的会造成胃出血。对乙酰氨基酚（扑热息痛）、安乃近等更是胃腑和肝脏的"隐形杀手"，长期服用会引起胃溃疡、肝炎等疾病。

清火药也是容易被滥用的。清火药往往都含有一些有毒物质或重金属，如朱砂、汞等。使用不当就会脾胃损伤，造成腹泻、腹痛，严重的还会影响肾脏功能。

很多女性为了减肥，还会常常服用减肥药。减肥药实际上就是强制排泄，会给胃肠带来很大的刺激。长期服用这种药物，会让脾胃的功能受到影响，从而产生食欲不振、消化不良、营养吸收不足等脾胃疾病，也可能引发习惯性腹泻或便秘。

⊙ 节食减肥

节食虽然是减肥最有效的方式，却也是最伤身体的，节食伤害的首先是脾胃。

节食会使脾胃功能退化。当人体过度节食时，脾胃就会因为得不到足够的水谷来消化吸收，从而产生机能的退化。以后再正常进食时，消化吸收也会变得困难。

节食还会造成胃肠型贫血，也就是肠胃隐性失血，因为它缓慢而隐蔽，所以往往症状不明显。如果长时间处于这种状态，就会造成身体失血过量，从而出现脸色发白、无力等症状，成为真正的贫血症患者。

长期节食，胃肠功能就会减弱，继而发生病变，导致胃及十二指肠溃疡，甚至引发结肠息肉、结肠炎等病变。

思虑过度，难有好食欲

大家在生活中可能常会遇见这样的现象：遇到一件棘手的事，或是一个困难的问题，在百思不得其解，或冥思苦想后，就会感觉吃饭没有胃口了，这其实就是思伤脾的表现。

《黄帝内经》中说："脾在志为思，过思则伤脾。"这里的"思"有思虑、思考的意思。一般来说，每个人都有心事，考虑考虑没什么大不了，也不会对身体造成损害，顶多就是食欲不振，但是过思就不行了，过度思虑会影响体内气机的正常运行，气滞郁结，使得脾脏的升降功能失常，脾气郁结，运化失健，进而发生胃脘痞闷、消化不良、腹胀、便溏等不适。

当然，过度思虑伤的并不仅仅是脾胃，还有其他脏腑。情绪最容易引起心、肝、脾的病变。这是因为心主藏神，肝主藏血，脾主生血运化。而人以气血的循行为生，所以当压力过大时，心、肝、脾的气血失调也就显而易见。只不过，脾气机不利，胃液不足，脾胃的运化不调就显得更直接可见。

思虑过度、气结郁闷者通常素体消瘦或者虚胖，脸色无华，萎黄粗糙；脾气火爆，或者郁郁寡欢，闷闷不乐。脾是后天之本，脾伤则气血生化失去了动力，因此，就会出现心神失养等诸多疾病，引发失眠、神经衰弱等多种问题。这种人多表现为经常会感觉到胸肋胀痛，还有消化不良、吐酸水、呃气、大便泻下不爽等症状。

给脾胃减负，关键在吃对

《黄帝内经》中说："肥者令人内热，甘者令人中满，故其气上溢，转为消渴。"意思是说，过度食用肥甘食物，会生内热，起痰湿，时间长了就会导致糖尿病、高脂血症等。

逢年过节，很多人总会出现消化问题，其实就是大鱼大肉、肥腻油厚食物吃得过多，给脾胃增加了负担。要想脾胃消化好，就得让它轻装上阵，清淡饮食是最好的方式。

养护脾胃除了要吃对食物，另外一个很重要的方面就是要有好的饮食习惯。脾胃的作用是消化和吸收食物营养，并将其转化成气血供应全身，吃饭细嚼慢咽，能让胃工作起来更轻松。

中医常说："食不欲急，急则伤脾，法当熟嚼令细。"食物在进入胃中之后，胃会将其分解并吸收，然后由脾运化而出，作为营养分散给身体各处。吃饭太快，来不及嚼碎，大块食物直接进入胃中，会让肠胃不适，大大降低胃的消化能力，增加消化时间，慢慢就会导致食欲不振、身体虚弱。

不止是老人、孩子要细嚼慢咽，年轻人在饮食上也要注意细软。脾胃不好的人，早晚餐可以粥汤为主，能让脾胃消化更轻松。

长夏养脾胃，重在除湿

脾五行属土，五季（中医将一年分为春、夏、长夏、秋、冬五季）入长夏。长夏是指阳历的七八月份，阴历的六月份。长就是生长的意思。长夏，意即从夏天生长出来。

长夏时节由于天气闷热，阴雨连绵，空气潮湿，衣物和食品都容易返潮，甚至发霉、长毛，人也会感到不适。若穿着返潮的衣物，容易感冒或诱发关节疼痛，吃了霉烂变质的食品，就会引起胃肠炎，甚至导致中毒，所以在长夏一定要重视防止湿邪的侵袭。

"长夏应脾而变化"，湿为长夏主气，人体的脾脏与之相应。中医认为湿为阴邪，好伤人阳气，尤其是损伤脾阳。由于脾脏有喜燥而恶湿的特点，一旦受损则导致脾气不能正常运化，从而使气机不畅，消化吸收功能低下。所以这个时令容易产生肠胃道疾病。

脾为湿所困，升清降浊的功能削弱，吃油腻或者过甜的食物就容易发生呕吐。所以饮食尤其要控制，少喝酒，因为酒亦主湿，且性大热，会使人体生湿热。在长夏季节，饮食应以清热祛湿、健脾和中为主。

在日常生活中，除食用冬瓜、绿豆芽、小白菜、苦瓜之类的清热食物外，还要吃些薏苡仁、芡实、红小豆等利水的食物，但不宜贪食瓜果冷饮，以免损伤脾胃，还应少吃油腻、易上火的食物。因为经过炎夏的消耗，入秋后，人体的消化功能逐渐下降，肠道抗病能力也减弱，饮食方面稍有不慎，就可能发生腹泻。

夏秋季节的饮食可遵循"早饭有一碗粥、晚饭备一碗汤"的原则。在吃海鲜和烧烤时，尤其要注意新鲜度。

长夏闷热，人易出汗，所以要特别注意补水，要经常、少量地喝水。脾胃不好的人，可以用莲子、荷叶、薏苡仁、丝瓜、红枣、山楂、砂仁等煮粥，以达到健脾、醒脾、消食的目的。

秋令气温多变，要提早备好秋装，如夹衣、春秋衫、绒衣、薄毛衣等，及时增减，以免身体受凉。另外，在户外运动后，要及时擦干汗水，穿衣保暖。室内外温度相差不宜太大，老幼体弱者慎用凉水淋浴。

此外，人体也应该适应自然界规律，晚睡早起。适宜的室内温度是保障健康的重要环节。室内温度以 25 摄氏度 ～ 28 摄氏度为宜，可利用空调机的除湿功能，将室内相对湿度调到 40% ～ 60%。

化愤怒为食欲，小心引发肠胃溃疡

很多人愤怒或生气的时候，会化"悲痛"为食欲，认为吃东西能消除坏情绪，其实这是毫无道理的，相反，情绪问题没解决还可能引发健康问题。生气首先是精神激动，怒气上升，头脑发胀，易引起血压升高，或冠心病发作。

《黄帝内经》认为脾生血，肝藏血。人生气的时候，血会聚集于肝，这时脾的负担也就加重了。如果脾的压力过大，势必要转嫁于胃，在饭桌上生气，胃肠蠕动首先受抑制，胃肠消化液分泌立刻减少，胃肠黏膜血管会发生痉挛，一开始会消化不良，久之则可能引起胃及十二指肠溃疡、慢性胃炎等。

简而言之，就是怒伤肝，肝伤则脾胃运化功能受损害，这就是中医常说的肝气犯胃，吃饭的时候生气，这种伤害尤为明显。一个人如果脾胃失和，营养输送就得不到满足，造成气血不足，反过来又会导致脾胃功能减弱，从而陷入恶性循环。严重的还会使身体免疫力下降，给癌症的发病以可乘之机。

所以，生气的时候，或当心情不好，没有胃口时，最好不要进食，也不要强迫自己吃饭，不妨让自己不良的情绪"歇一歇"，等到气平复之后再进食。以免给原本没有动力的脾胃雪上加霜。

想要让上逆的胃气下消，有一个最简单易行的方法，那就是笑。当我们咧开嘴微笑的时候，我们的腹肌就会自动进行收缩，这样就能很好地消除消化管道的紧张，从而改善食欲不振、消化不良、恶心想吐等问题。正所谓"好胃口来自好心情"。

此外，久坐伤脾，脾伤则胃口就差。运动能让人的情绪变得积极起来，也是改善胃口的好方法。但也不要过度运动，过度运动会造成胃部的自我暗示，从而产生对食物的抵抗。

超简单运动，帮你健脾胃、助消化

不同于心喜静，脾胃则喜动，适当运动，能让消化更顺畅。散步之类的舒缓运动，最适合脾胃的需求。

⊙ 散步：健脾消食，远离消化不良

《红楼梦》里的老寿星贾母活了 83 岁，这个年龄在当时绝对称得上高龄了。贾母之所以能如此高寿，跟她的养生之道有很大关系。她饮食清淡、熟烂、营养全面均衡，而且喜欢散步，在她看来，散步就是"疏散疏散筋骨"。

俗话说"饭后百步走，能活九十九"，散步是一项有益身心的运动。经常散步，可以健运四肢，调理脏腑功能。《黄帝内经》里说："脾主肌肉、四肢"，所以经常散步也能健脾胃。从西医的角度来看，散步可以促进消化腺的分泌，加强胃肠蠕动，提高消化吸收能力，防止消化不良、便秘、腹胀等胃肠问题的发生，从而起到养护脾胃的目的。

散步不分性别、年龄，大多数人都适用。但是，散步时也要考虑每个人的具体情况以及环境因素，以达到更好的锻炼效果。

散步要控制好运动量

散步可快可慢，一般来说，快步走（步速5千米/小时左右）适合年轻人；老年人步幅在50~60厘米，步速在1.5~1.8千米/小时比较合适，即每分钟走25~30米。

散步应量力而行，循序渐进，例如在状态好的情况下，原先每天走30分钟的则可多走10~20分钟；原先用15分钟走完的路程，这时可以稍微加快速度，用12分钟走完。如果状态不佳，则要相应地减少散步的时间，降低散步的速度，运动量以微微出汗为宜，如果大汗淋漓、上气不接下气则是运动过量了，必须调整。

散步并不是指一直都走着，可在中间停下来，找个空地做一些体操，压压腿，或者用路边的健身器材活动一下，既能调节心率、运动强度，还能兼顾上肢及全身多个关节的运动。

散步时，姿势也要对，要抬头挺胸，微微收腹收臀，肩膀放松，手臂自然下垂并随着步伐自然摆动。走路的时候，脚跟要先着地，然后再过渡到前脚掌。

散步也要注意安全

散步要远离空气污染严重的地区和时间段，最好选择操场、树林、小区花园等人少安静、空气清新的地方；清晨污染重，应在太阳出来以后再散步，雾霾天不宜出门散步。

鞋底薄走路伤脚，鞋底硬走路则容易累，太窄的鞋会挤脚，甚至造成运动伤害，所以散步最好是穿鞋底较软、较厚、略大1号的运动鞋。老年人散步时最好有人陪同，要尽量走平路或缓坡，避免走台阶和不平的路，以免对关节造成损伤。

不要盲目效仿他人倒着走。虽然倒着走可以锻炼腰部力量，但不适合所有人，尤其是行动不便的老年人。另外，在坡道、道路不平整的地方也都不宜倒着走。

饭后 30 分钟再散步

如果是饭后散步，要在吃完饭 30 分钟后进行，以免血液从胃肠过多地流向肢体，影响消化和吸收。特别是心血管不好或胃下垂的患者，千万不要吃完饭立刻走。

不能用跑步机代替户外散步

散步时，可根据体力调整速度和强度，而跑步机则要求人必须跟上机器的节奏，一旦体力不支，很容易发生意外。所以老年人要避免用跑步机，体力比较好的年轻人在使用跑步机时要根据身体情况选择合适的速度和坡度。

⊙ 摩腹：肠胃舒服，消化更轻松

腹部是"五脏六腑之宫城，阴阳气血之发源"，其生理功能是受纳、消化、吸收和排泄。主管脾胃的足太阴脾经也经过腹部，按摩腹部也能疏通脾经气血，调节脾胃，增强消化系统功能。

腹常摩，祛百病

脾胃为人体后天之本，胃所受纳的水谷精微，能维持人体正常的生理功能。脾胃又是人体气机升降的枢纽，只有升清降浊，方能气化正常。而经常摩腹，可通和上下，分理阴阳，去旧生新，充实五脏，驱外感之诸邪，清内生之百症。唐代名医孙思邈就说："腹宜常摩，可祛百病。"

常摩腹部能减肥

脾经、肝经和肾经都经过腹部，通过摩腹可以起到调节肝、脾、肾三脏功能的作用，三脏功能强健，则水湿代谢平衡，水谷津液得以输布，痰、水、湿、淤之积聚自散。很多人腹部有赘肉，其实就是水湿、痰湿聚集的表现，想减掉赘肉，摩腹就是最简单的方法。

摩腹的方法

摩腹也有技巧，"缓摩为补，急摩为泻"，因此，便秘时可采用顺时针急摩，腹泻则宜逆时针缓摩。

平常保健按摩时，以肚脐为中心，按顺时针、逆时针方向各按摩36下，力量要保持均匀，呼吸要保持平稳。吸气时，摩腹右上半圈；呼气时，摩腹左下半圈。

儿童有时会无缘由地出现肚子痛，检查又没什么大问题，这种情况也可以经常给他摩腹。家长先把双手搓至温热，让孩子仰卧在床上，露出腹部，将手掌轻放在孩子脐周，以掌部或四指指腹着力，顺时针做环形摩动，摩至腹壁微红或腹部透热为度。力度不要过大，坚持几天，腹痛问题就会缓解，孩子胃口也好了。当然，严重腹痛者，一定要及时去医院进行治疗。

摩腹的注意事项

如果摩腹时出现腹内温热感、饥饿感，或产生肠鸣音、排气等，属于正常反应，不用担心。如果腹部皮肤有化脓性感染，或腹部有急性炎症，不宜摩腹。腹部有癌症的，也不要进行按摩，以防癌症扩散或出血。

⊙ 臂单举：臂单举，理脾胃

八段锦是一种很好的养生保健运动，对于上班族，本身又有脾胃方面的毛病，没时间练习全套八段锦的，可以在工作之余，反复练习"臂单举"这一动作。

"臂单举"是八段锦中一个动作。胃经沿左右侧胸腹向上，因此单举手臂并进行关节的扭转，便可以对胃经进行拉伸刺激，从而调理脾胃，提升消化能力。《道枢》中就说："仰手上举所以治三焦、左肝右肺如射雕，东西单托所以安其脾胃……"

具体做法

（1）自然站立，双腿并步，保持身体直立，抬起右手放在右腹的前面，掌心保持向上，掌指朝左。

（2）右手上抬放在右胸前面，然后右手向外翻，并同时向上挺举竖直，成掌心向上掌指朝左的姿势。在向上举右臂的同时，左手掌下按于左腿的外侧，掌心朝下掌指朝前（双臂有上下对撑之势）。

（3）右掌顺着右胸前下落到身体的右侧，左掌向内翻并曲臂，放在左腹前，成掌心向上掌指朝右的姿势。

（4）做反式。

（5）收势，左右手自然下落，放在身体两侧，恢复立正的姿势。呼吸时，上托为呼，两掌回收时为吸，交叉时换气。

在练习的时候，最好不要迎风而站，以免风邪入体，因为风为百邪之首，风邪至则百病生。

⊙ 叩齿咽津：健脾又强肾

叩齿吞津自古就被视为强健筋骨、延年益寿的养生术，如唐代名医孙思邈就主张"清晨叩齿三百下"，宋代大文豪苏东坡也有叩齿健身的习惯："一过半夜，披上上衣面朝东南，盘腿而坐，叩齿三十六遍。"

肾主骨，齿为骨之余，肾精充足与否与牙齿的生理功能、病理变化有着密切的联系。《黄帝内经·素问·上古天真论》中说："丈夫八岁肾气实，发长齿更……三八肾气平均，筋骨劲强，故真牙生而长极……五八肾气衰，发堕齿槁。"随着年龄的增长，人的肾精会越来越少，所以老年人会牙齿脱落。而叩齿能健齿、充肾精，吞津有滋养肾中精气的作用，所以叩齿吞津被视为健肾"名方"。

其实，叩齿吞津不仅可以健肾补肾，还能健脾养胃，主要体现在两个方面：一是叩齿能健齿，牙齿健康，则进食时食物能被嚼细，从而减轻脾胃的负担，让脾胃的"工作"变得轻松一些；二是脾"在液为涎"，"涎"即唾液中比较清稀的部分，有帮助食物消化的功能。脾胃相表里，叩齿催生津液，咽之有助于增强脾胃腐熟、运化的功能。所以，脾胃不好、消化功能差、经常腹胀、便秘的人不妨常叩齿咽津。叩齿咽津的方法如下：

（1）盘腿坐在床上，摒弃杂念，全身放松，口唇微闭，使心神合一，闭上眼睛，然后上下牙齿有节奏地相互叩击。力度要根据牙齿的健康程度量力而行，一般以感觉牙齿微震、牙根胀麻为度，患有牙科疾病的人叩齿时要注意控制力度，以免牙齿进一步损伤。刚开始叩齿时，可轻叩 20 次左右，随着练习的不断进展，可逐渐增加叩齿的次数和力度，一般以 36 次为佳。这是一次叩齿过程。

（2）叩齿后，用舌头在口腔内贴着上下牙床、牙面，柔和自然地搅动，先上后下、先内后外搅动 36 次，当感觉有津液产生时，不要咽下，继续搅动，等唾液渐渐增多后，用舌抵上腭部以聚集唾液，鼓腮用唾液含漱数次，最后分 3 次慢慢咽下。搅舌、鼓漱时舌尖要紧压牙根部，速度不宜太快，用力要均匀、缓慢而周到。

叩齿咽津最好在早上起床时进行，因为人经过一夜休息，牙齿会有些松动，此时叩齿既巩固了牙龈和牙周组织，又兴奋了牙神经、血管和牙髓细胞，对牙齿健康大有好处，而且吞咽的津液有濡润胃肠的作用，可增强胃肠动力，促进消化。

如果口腔有溃疡或口舌糜烂，可暂停数天，待口腔炎症痊愈后再施此法。咽津前，如果口中唾液分泌过多影响其他动作进行，可将唾液部分咽下，不可吐掉。

让脾胃保持强健的经络调养法

⊙ 敲脾经，脾好气血足

脾足太阴之脉，起于大趾之端，循指内侧白肉际，过核骨后，上内踝前廉，上踹内，循胫骨后，交出厥阴之前，上膝股内前廉，入腹属脾络胃，上膈，挟咽，连舌本，散舌下；其支者，复从胃，别上膈，注心中。

——《黄帝内经·灵枢·经脉篇》

　　十二经络中足太阴脾经与脾的关系最为密切，按摩脾经不仅能强健脾胃，辅助治疗腹胀、腹泻、呕吐、胃痛、嗳气、身重无力等脾胃病，还有助于生养气血。

　　脾经起于足大趾内侧端，终于腋下中线处大包穴。

　　脾经在身体前面，很容易找到，每天闲暇时敲敲脾经，能调理脾胃，让脾胃消化更好。脾除了与消化有关，还有统血的功效，所以经常调理脾经，对生血调血大有裨益，是改善贫血最有效的方法之一。女性常敲脾经，可调经止带，调理各种女性疾病。

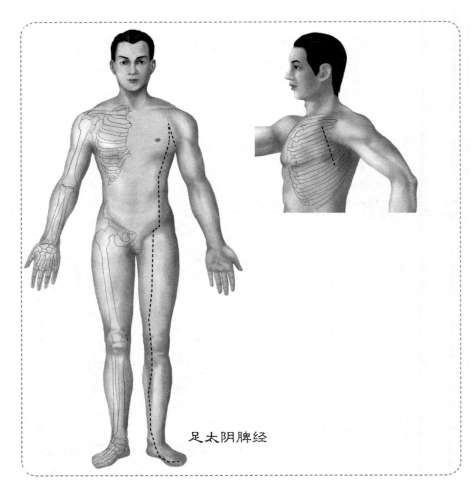

足太阴脾经

将一只脚的脚踝压在另一侧大腿上，将脾经（大腿内侧）暴露出来。手握空拳，由上至下敲打，用力适中。对于大腿部位的一段脾经，敲打时可稍用力。两只腿都要敲，每侧每次敲打 10 分钟左右即可，每天 1 次。

如果拍打的过程中发现痛点，表明脾经上有堵塞的地方，这时可以用点按的方法对其进行按揉，将淤堵的点打通，从而使整条脾经的气血通畅。

上午 9 点~11 点脾经当令，此时人体阳气正处于上升期，疏通脾经效果最好，同时还能起到平衡人体阴阳的作用。

⊙ 脾经胃经一起敲，效果事半功倍

我们一般脾胃同提，二者关系是很密切的。要消化好，除了敲脾经，还要调理好胃经。足阳明胃经是人体十二正经之一，起于迎香穴，从头走足，终于足第 2 趾外侧端厉兑穴，全共计 45 个穴位，左右两侧总共 90 穴。

足阳明胃经是唯一一条循行于腹部的阳经，其保健和治疗作用十分广泛。

敲胃经可以从大腿前面的伏兔穴开始，沿经络向下敲打至解溪穴，每天每侧敲打 15 分钟就可以了。

足经阳明胃经与足太阴脾经相表里，所以调理胃经对于脾经也能起到助益，而且这两条经络主治疾病也有相似之处。经常敲打胃经，能充实胃经之气，令脏腑气血充盈，从根本上预防各种脾胃病，让人消化好、胃口好。辰时（即早晨 7 点~9 点）胃经当令，这个时候胃经经气最旺，敲胃经效果最好。

《黄帝内经》中说："五七阳明脉衰，面始焦，发始堕。"阳明脉指的就是胃经，胃经经气衰弱，人的面容就会开始憔悴，头发开始脱落，所以想要减缓衰老，就一定要养好胃经。

⊙ 常按足三里穴，脾胃问题全解决

邪在脾胃……皆调于足三里。

——《黄帝内经》

足三里穴是胃经上的重要穴位，也是保健养生的重要穴位，古人有言"若要身体安，三里常不干"，意思是说经常艾灸足三里穴（灸出水泡），就能让身体保持健康。虽然我们日常养生没必要灸出水泡，但经常按一按效果也是不错的。

足三里穴位于小腿前外侧，在犊鼻下 3 寸，距胫骨前缘一横指。取穴的时候，站立弯腰，用同侧手张开虎口围住髌骨上外缘，其余四指向下，中指尖所指处即是。

经常刺激足三里穴，可调理脾胃、补中益气、通经活络、疏风化湿、扶正祛邪，牙痛、头痛、神经痛、鼻部疾病、心脏病、食欲缺乏、便痢、腹部胀满、胃下垂、呕吐等疾病都可以用足三里穴来调理。

足三里穴的"里"通"理"，就是管理、调理的意思，"三里"指的是理上、理中、理下。胃处在腹部的上部，胃胀、胃脘疼痛的时候就要"理上"，按足三里穴的时候要同时往上方用力；腹部正中出现不适，就需要"理中"，需要往内按压；小腹在腹部的下部，调理腹部的病痛，需要在按住足三里穴的同时往下方用力，这叫"理下"。中医里常用足三里穴来缓解痛经，子宫位于小腹部，所以在按摩时就需要"理下"。

对于成年人来说，经常按摩或艾灸足三里穴可以起到调理脾胃、补中益气、通经活络等功效，它的作用就像老母鸡一样具有滋补作用。同样，对于孩子来说，足三里穴也是难得的"强壮穴"，经常按摩它可提高孩子的抵抗力，还能调理脾胃，改善腹痛、食欲不振等。

除了按摩，足三里也可以艾灸，这是古人最为推崇的保健养生方式。每周艾灸足三里穴 1~2 次，每次每侧灸 15 分钟，艾灸时应让艾条的温度稍高一点，使局部皮肤发红，艾条缓慢沿足三里穴上下移动，以不烧伤局部皮肤为度。坚持 2~3 个月，就会使胃肠功能得到改善，使人精神焕发、精力充沛。

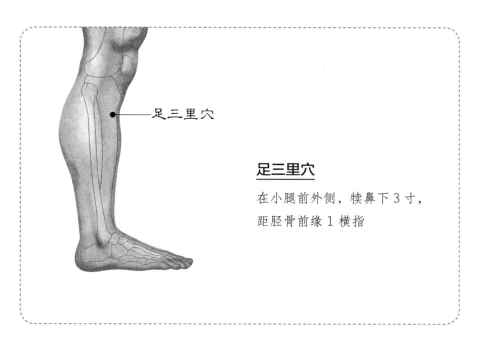

足三里穴

足三里穴

在小腿前外侧，犊鼻下 3 寸，距胫骨前缘 1 横指

⊙ 公孙穴，摆平痛经及脾胃疾患

足太阴之别，名曰公孙。

——《黄帝内经·灵枢·经脉》

公孙穴是脾经上的络穴，位于足内侧缘，在第 1 跖骨基底的前下方。取穴的时候，用拇指触摸足弓骨后端下缘可触及一凹陷，按压有酸胀感，就是公孙穴所在处。

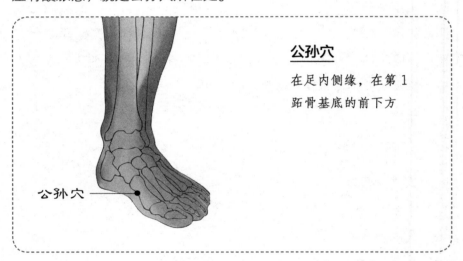

公孙穴

在足内侧缘，在第 1 跖骨基底的前下方

公孙穴

络穴可沟通表里两经，故有"一络通两经"之说，不仅能治本经病，也能治相表里经脉的病、证。公孙穴作为脾经的络穴，归属于脾，联络于胃，又与胸腹部的冲脉相连，所以公孙穴具有治疗脾胃疾病和胸腹疾病的功效。胃痛、胃胀、泛酸、呕吐、腹泻、痢疾、心烦、失眠等，都可以用公孙穴来调理。

很多人经常饥一顿饱一顿，暴饮暴食，过量食用辛辣、肥甘厚腻的食物，经常应酬、嗜烟嗜酒等，都会伤害到脾胃，胃痛、泛酸是很常见的。经常胃痛、泛酸的人，除了要摈弃上面那些不好的饮食习惯，平时，还可以通过刺激公孙穴来抑制胃酸的分泌，缓解胃痛、泛酸。方法如下：

每天晚上用温水泡脚 15~20 分钟，擦干双脚后，用拇指分别按摩双脚的公孙穴，先按压至感觉酸痛，然后沿顺时针、逆时针方向各按 3~5 分钟，再用拇指搓擦穴位至皮肤发红。

按摩公孙穴时，配中脘穴和内关穴，对辅助治疗胃痛效果更显著。中脘穴位于上腹部，前正中线上，在脐中上 4 寸，是健脾化湿、和胃降逆、止痛的常用穴，适用于胃痛、胃胀、呕吐、反胃、消化不良、肠鸣、泄泻等。内关穴位于前臂掌侧，腕横纹上 2 寸，掌长肌腱与桡侧腕屈肌腱之间，经常刺激它可和胃降逆、理气镇痛，胃痛的时候用指端用力按内关穴，止痛效果明显。

⊙ 脾好不好，摸摸脾俞穴就知道

在人体数百个穴位中，有一类特殊的穴位——背俞穴。背俞穴是是脏腑经气输注于背部的俞穴，与脏腑对应。《黄帝内经·灵枢·背俞》中说："则欲得而验之，按其处，应在中而痛解，乃其俞也。"脏腑有病，通常会在背俞穴上出现反应，按压背俞穴可协助诊断、治疗脏腑疾病。

与脾相对应的背俞穴即脾俞穴，它位于第 11 胸椎棘突下旁开 1.5 寸。经常刺激脾俞穴，可起到健脾和胃、利湿升清的作用，胃病、呕吐、消化不良、痢疾、贫血等与脾胃有关的病症都可以用脾俞穴来调治。

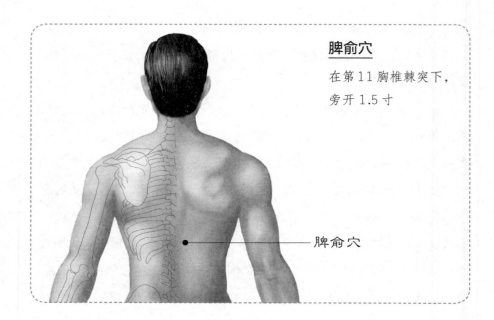

脾俞穴

在第11胸椎棘突下，
旁开1.5寸

脾俞穴

摸摸脾俞穴，脾的健康状况早知道

背俞穴是联系内外的枢纽，是反映人体脏腑是否健康的窗户。有些疾病可以通过背俞穴的压痛、过敏、隆起、肿胀、硬结等变化反映出来，所以观察背俞穴可协助诊断疾病。

脾出现了问题，脾俞穴会给身体发出信号，例如脾俞穴处皮肤凹陷，或者按压时绵软，多是脾气虚证的反映；如果脾俞穴处按压时有条索感，按压时有痛感，人通常有头晕、失眠、乏力、健忘、烦躁、食欲缺乏、便溏、浮肿等；如果下肢内侧红肿、行走困难或大趾活动不利，脾俞穴处可出现棱状结节并伴有显著压痛等。

长夏按脾俞穴，能祛除湿气

长夏湿气重，而脾喜燥恶湿，湿气困脾可导致水肿。而脾俞穴具有健脾益气、和胃止痛、祛湿化浊的功效，经常刺激脾俞穴，可以提升脾脏的功能，起到健脾益气的作用，脾运化水湿功能正常，就能将身体多余的水分转输到肺和肾，通过肺、肾的气化功能，化为汗液和尿液排泄出体外，湿浊消散，水肿自除。所以，长夏时节要多按摩脾俞穴。

脾俞穴位于背部，所以需要请人帮助按摩。趴在床上，身体放松，按摩者将双手拇指指腹放置在脾俞穴上，逐渐用力下压，当被按摩者感觉酸痛时顺时针按揉穴位 3~5 分钟，再用手掌来回摩擦穴位，至局部有热感、皮肤潮红。每天 1 次或隔天 1 次。

有水肿的人，也可以艾灸脾俞穴。方法如下：

将艾条点燃后放在脾俞穴上方，在距离穴位 2 厘米处进行熏灸，一般每次灸 10~15 分钟，两侧交替进行，以局部潮红为度。每周 2~3 次。

在用脾俞穴调理脾胃功能时，注意饮食配合，可多吃有健脾利湿作用的食物，如红小豆、薏苡仁、冬瓜、白扁豆、鲫鱼等。同时，要避免吃寒凉的食物，以免损伤脾胃功能，加重体内水湿。

⊙ 胃寒的人，可经常艾灸胃俞穴

胃俞穴是胃的经气输注于背部之处，也就是胃在背部的俞穴。胃俞穴内通胃腑，胃腑的湿热水气由此外输膀胱经，所以胃俞穴也是胃的排毒通道。经常刺激胃俞穴，可以增强胃肠功能，促进胃酸分泌，改善胃肠疾病。

胃俞穴位于背部，在第 12 胸椎棘突下旁开 1.5 寸。当胃腑出现病变时，胃俞穴会给身体发出相应的信号。如胃俞穴处可触及条索状结节、棱状结节，按压时痛感明显等；如果不加以调理，慢慢地就会出现食欲下降、呕吐、胃痛、腹胀等明显表现。

生冷的食物吃多了，或者腹部受寒，都可使阴寒黏滞胃腑，导致胃寒。胃寒的人经常胃脘疼痛，要用热水袋敷腹部或者喝温热的水才会缓解一下。想要彻底改善胃寒的问题，可用艾灸胃俞穴的方法。

将艾条点燃，在距离胃俞穴2厘米左右处，灸10~15分钟，每天1次或隔天1次。

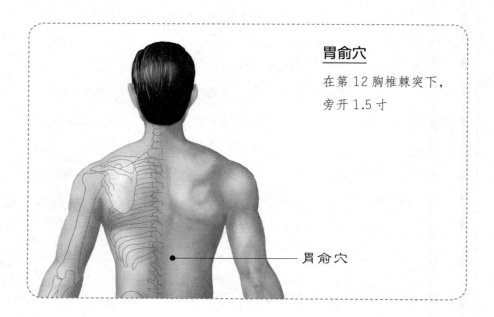

胃俞穴

在第12胸椎棘突下，
旁开1.5寸

胃俞穴

也可以采取隔姜灸，即将姜切成薄片，用针扎上几个小孔，自己趴在床上，请人将姜片放在胃俞穴上，然后点燃艾炷并放在姜片上，当感觉灼热时换新的艾炷，每次艾灸3~5壮(一壮即一炷)，隔天1次。

用隔姜灸的方法，可以起到显著的温胃散寒的作用，因为姜、艾的温热慢慢渗透，效果要比用艾条直接灸要明显一些。

⊙ 中脘穴专管消化问题

中脘穴属于任脉，又是胃经的募穴。中医认为，募穴是脏腑之气汇聚的穴位，分布在胸腹部经脉上；根据"阳病行阴"的原则，募穴多用于六腑病的治疗。所以经常刺激中脘穴，可和胃降逆、止痛，调治胃痛、呕吐、呃逆、泛酸、食欲缺乏、腹胀、腹泻、腹痛、便秘、黄疸等胃腑病。

常按中脘穴，和胃助睡眠

《黄帝内经·素问·逆调论》中说："胃不和则卧不安，此之谓也。"脾胃居中焦，是人体气机升降的枢纽，如果饮食不节，损伤脾胃，则聚湿成痰或宿食停滞，壅遏中焦，浊气不降，上扰心神，就会出现"卧不安"的情况。中脘穴是胃经的募穴，经常按摩它，可和胃降逆，缓解失眠症状。方法如下：

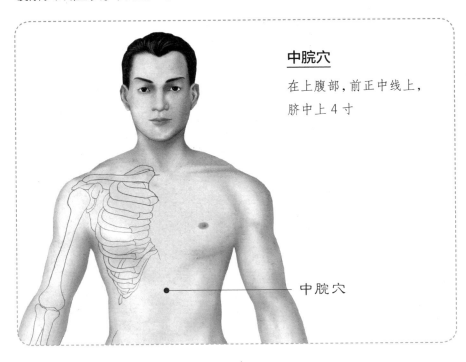

中脘穴

在上腹部，前正中线上，脐中上 4 寸

中脘穴

165

一手掌根放在中脘穴上，另一手覆于其上协助用力，缓慢加压，使局部有明显的酸胀痛感、但能够耐受为度，保持 10 秒钟，然后放松 5 秒钟，再继续按压，按压时间为 2~3 分钟，最后用掌根轻揉中脘穴 2~3 分钟。

艾灸中脘穴治胃寒

艾灸中脘穴有散寒止痛的效果，胃寒的人可用这个方法来改善胃寒、缓解疼痛。艾灸中脘穴可采用隔姜灸：将鲜生姜切成 3~4 毫米厚的片，用针孔点刺许多小孔，放在中脘穴上；将艾炷点燃后放在姜片上，当出现灼热感时，换上新的艾炷。每次 3~5 壮，隔天 1 次。

黄色食物最能补脾胃

中央黄色，入通于脾，开窍于口，藏精于脾。

——《黄帝内经·素问·金匮真言论》

《黄帝内经》认为，黄色通脾，属土，而人之脾脏也属土，宜食黄色。黄色食物多为甘味，而脾多食甘则健。所以多吃黄色食物能让脾胃更好地消化和吸收营养。黄色食物还能让人精神集中，也可以减少脸部皮肤色斑，延缓皮肤衰老，对肝、胰也有益处。

常见的黄色食物有南瓜、黄豆、莲子、花生、红薯、土豆、小米、玉米、胡萝卜、香蕉、木瓜等。

⊙ 南瓜对胃胀、胃痛、便秘有效

对于整天忙碌的现代人来说，便秘、胃胀、胃痛等小毛病可以说是家常便饭，大部分人都怕麻烦，所以也不会去医院检查，或者是去医院检查也找不出什么问题。

其实，便秘、胃胀、胃痛等都是脾胃不好的表现，当你出现这些症状了，就要注意调理脾胃功能了。《黄帝内经》中强调"黄色入脾"，而黄澄澄、软糯糯的南瓜可谓是黄色食物中的翘楚，古人就常用它来调理脾胃、排毒美容。相传，清代名臣张之洞就曾向慈禧太后建议多吃南瓜。

中医认为，南瓜性温，味甘，入脾、胃经，具有补中益气、消炎止痛、解毒杀虫等功效，对脾胃虚弱有很好的食疗效果。而且南瓜富含果胶，可保护胃肠道黏膜免受粗糙食物刺激，还能吸附细菌和有毒物质；所含的丰富的维生素和钙、磷等成分，是健胃消食的"高手"；甘露醇、膳食纤维则可以促进胃肠蠕动，缓解便秘等。

便秘
南瓜 500 克，加适量豆腐煮熟，调味后食用。每天 1 剂，早、晚分服。

胃炎、胃溃疡
南瓜 500 克，粳米 60 克，加适量水煮粥。佐餐食用。

经过春夏的日照和生长，秋天时南瓜成熟并累积了丰富的营养，所以秋天是吃南瓜的好时节。食用南瓜以蒸食、煮粥或煲汤为好。例如，南瓜与小米搭配煮粥，两者都是味甘的黄色食物，而且都含有丰富的膳食纤维、维生素，具有很好的健脾养胃功效。

燕麦南瓜粥

【材料】燕麦片（非即溶型）、南瓜各适量，冰糖少许。

【做法】1.南瓜洗净，去皮及内瓤，切成片；燕麦片洗净。

2.将南瓜片和燕麦片放入锅中，加入适量水，大火煮开后转小火煮20分钟，当南瓜片软后用勺子按碎，再煮10分钟，加冰糖调味即可。

【功效】此粥富含果胶、膳食纤维、维生素等多种营养物质，经常食用，有助于保护胃肠黏膜，促进胃肠蠕动，预防和缓解便秘。

⊙ 红薯是便秘的"克星"

红薯富含淀粉，相比与土豆，它还含有更多的果胶、膳食纤维、氨基酸、维生素及多种矿物质，所以也是很好的主食替代品。

中医认为红薯入脾、肾二经，既能滋补脾胃，开胃消食，还能够滋补肾阴，使人身强体壮，正如李时珍在《本草纲目》中所说："红薯，补虚乏，益气力，健脾胃，强肾阴。"

红薯对胃肠功能有改善、调节的作用，主要体现在两个方面：一是红薯含有丰富的膳食纤维、果胶等成分，可以保护胃肠黏膜，促进肠胃蠕动，预防和缓解便秘；二是喝酒过多、饮食不节导致脾胃受伤，引起腹泻时，可以缓解不适（烤红薯）。不论是脾胃功能差的人，还是胃肠积热、容易便秘，或者是脾胃虚寒、一吃寒凉食物就腹泻的人，都可以用红薯做辅助食疗。

红薯也是减肥、养颜的好食物。红薯含有大量淀粉，可以使人产生饱腹感，而且它在胃肠中停留的时间较长，能帮助人体控制热量的摄入。红薯还有补气和血的作用，而且性质平和，不容易生湿热，脸色苍白的女性坚持长期适量吃红薯，可以改善面部气色，使皮肤变得红润。

在古代，中医还常用红薯用来治疗疾病、调养身体。如《随息居饮食谱》中就有记载：

用红薯与醋煮食，可以消除全身浮肿；或将红薯煮熟后食用，并喝少许黄酒，再饮红糖姜茶，可改善产后腹痛。

红薯的叶也有药用价值，《金薯传习录》中记载：

红薯叶、冬瓜水煎取汁，每天 2 剂，可治糖尿病；红薯叶、鸡内金水煎取汁，可治小儿消化不良等。

要注意的是，红薯含糖量较高，吃多了可刺激胃酸大量分泌，使人感到"烧心"，所以吃红薯时最好搭配一点咸菜，可有效抑制胃酸分泌。另外，红薯吃得太多，会使人腹胀、呃逆。湿阻脾胃、气滞食积者也应少吃红薯。根据《中国居民营养膳食指南》，每天吃薯类食物的量在 200 克左右即可。

红薯三宝粥

【材料】红薯 1 个，糯米、小米、粳米各 40 克。

【做法】1. 红薯洗净，去皮，切小块。

2. 糯米、小米、粳米淘洗干净，煮至米粒开花后加入红薯块，继续煮至红薯熟烂粥成即可。

【功效】这道粥营养全面，粳米平胃气，糯米温胃散寒，小米养胃，再搭配健脾补虚的红薯，很适合脾胃虚寒的人食用。

红薯银耳羹

【材料】银耳10克，红薯150克，枸杞子适量。

【做法】1.银耳提前泡发，洗净，撕小朵；红薯去皮，洗净，切小块备用。

2.银耳倒入砂锅中，加入适量清水，大火煮开后转小火炖煮20分钟，加入红薯，继续炖煮至红薯熟软，加冰糖煮至融化即成。

【功效】这道羹热量低，具有润肠排毒、抑制脂肪、滋阴养颜等功效，适用于胃中有热、大便秘结、脸色晦暗、皮肤干燥等。

⊙ 小米最适合胃不好又失眠的人

小米是养胃佳品，《本草纲目》中记载，小米"治反胃热痢，煮粥食，益丹田，补虚损，开肠胃"。体弱多病、气血不足、脾胃虚弱、容易腹泻的人经常喝小米粥，可补益身体、健脾养胃。

要想充分发挥小米的养胃作用，可在煮粥之前，用干净的铁锅把小米炒到颜色稍微变深，这样能增加小米的温性，然后再像平时一样加水煮粥，这样熬出的小米粥温补脾胃的效果很好，非常适合脾胃虚寒、一吃凉的食物就腹泻、大便总是不成形的人。另外，小米煮粥时，上面浮的一层细腻的黏稠物，中医称为"粥油"，它的营养较高，也很丰富，而且滋补脾胃的作用也很强，经常给脾胃虚弱、消化功能不好的婴幼儿喂食，可强健脾胃，也能开胃、促进消化。

虽然小米未经精制，保存了许多维生素和矿物质，但它营养成分并不全，譬如，它缺乏赖氨酸，如果我们长期以小米为单一主食，容易造成赖氨酸缺乏。所以，在吃小米时，还要与其他五谷杂粮搭配，以保证营养均衡。

熬小米粥，让小米与不同的食物搭配，所起到的效果也不一样。如：小米与山药煮粥，可强健脾胃，适合脾胃虚弱、消化功能差、经常便秘的人；小米搭配莲子、红枣煮粥，可益气健脾、温中止泻，适合夏季经常腹泻的人；小米搭配糯米、猪肚一起煮粥，有很好的温胃作用，适合患有慢性胃炎的人。

患有糖尿病的人，喝小米粥一定要注意适量，因为小米粥含有一定的淀粉，而且粥类食物容易吸收，可导致餐后血糖波动。

小米双红粥

【材料】小米50克，红枣5枚，花生碎、红糖各少许。

【做法】1.红枣洗净，去核，红枣去核切碎备用。

2.小米洗净，浸泡30分钟，下锅大火煮沸，再转小火慢慢熬煮。

3.待小米熟软后放入红枣碎，搅拌均匀后继续熬煮至红枣肉软烂，放红糖、花生碎拌匀即可。

【功效】此粥可健脾、补血、养阴，特别适合夏天脾胃虚寒者，以及产后体虚的女性。

小米花生红小豆粥

【材料】小米、花生各50克，红小豆30克，冰糖适量。

【做法】1.将小米、花生、红小豆浸泡4个小时，然后淘洗干净。

2.锅中加适量水，加入花生、红小豆煮沸后，改用小火煮30分钟，再放入小米煮至米烂，花生、红小豆酥软，最后加入冰糖调味即可。

【功效】小米、花生健脾养胃、滋补气血，红小豆健脾利水，三者煮粥，适合夏天湿困脾胃引起的食欲缺乏、四肢无力者食用。

吃点甘味食物，让脾胃很舒服

《黄帝内经》中说："甘入脾。"中医认为，甘味食物有滋养、补脾、缓急、润燥等作用。适当多吃点儿甘味食物，能促进脾胃运化、升降自如。

春季肝气太旺，会影响脾胃之气，适当增加甘味，能舒肝补脾。药王孙思邈在《千金方》中就说："春七十二日，省酸增甘，以养脾气。"春季饮食应少酸味，多甜味，以养脾脏之气。

甘味并不是我们日常中所说的单纯甜味，而应该是口感有甜，具有补益脾胃功效的食物，比如刀豆、高粱等，虽然不是甜味的，但其性质温平，补脾养胃，也被归于甘味食物。

《黄帝内经》中还说："甘走肉，多食甘则痰溢，皮肤粟起。"即过度食甘，会生痰饮，所以食甘味一定要有度。

常见的甘味食物有糯米、黑米、高粱、燕麦、红枣、山药、南瓜、扁豆、栗子、土豆、白薯、芋头、刀豆、核桃、胡萝卜、甘蔗、香蕉等。

⊙ 经常腹胀便秘的人，可常食山药

俗话说得好："冬季吃山药，胜过吃补药。"别看山药其貌不扬，却是养生的好食材。中医认为，山药性平，味甘，具有健脾养胃、助消化、滋补肝肾等功效，是一味平补脾胃的药食两用之品。

《神农本草经》中将山药列为"上品"，《本草求真》说它能"补脾益气除热""补脾胃之阴""润皮毛、长肌肉"。食欲缺乏、容易疲倦、腹泻等脾胃虚弱者，经常吃山药，可强健脾胃，改善胃肠功能。现代医学认为，山药含有的消化酶能促进蛋白质和淀粉的分解，以及进一步吸收、利用，还能增进食欲，改善人的消化功能，所以山药也特别适合消化功能不好、腹胀、便秘的人。

山药温补而不骤，味香而不燥，既补脾气，又益胃阴，其性平和，所以很多名方都少不了它的身影，如六味地黄丸、金匮地黄丸、薯蓣丸等，都重用山药。日常生活中的一些常见病症，也可以通过山药来调理，有很好的辅助治疗作用。

脾虚腹泻

山药250克，莲子、芡实各120克。共研细粉，每次取2~3勺，加白糖适量，蒸熟做点心食用。

遗精

芡实、麦冬各15克，人参10克，五味子3克。水煎取汁，每天1剂，早、晚分服。

糖尿病

山药15克，黄连6克。水煎服，每天1剂。

对于女性来说，山药还是不可多得的减肥食材。因为山药是薯类的一种，可以作为主食食用，使人有饱腹感，从而限制了脂肪和热量的过多摄入。最难能可贵的是山药几乎不含脂肪，这对于想要减肥的人来说，无疑是很好的选择。

山药的吃法很多，可以根据喜好来做。可以用来炒菜，也可以用来炖汤，还可以用来煮粥，或者蒸熟后直接吃。将山药洗净、去皮，隔水蒸熟后淋上蓝莓酱，味道酸甜，非常开胃，而且还有助消化、抗衰老、减肥的作用。

山药含有大量的淀粉，淀粉在人体内可以转化成糖分，从而影响到血糖的稳定，所以患有糖尿病的人一次不要吃太多的山药，一般来说，一天食用山药的量不要超过 200 克。

四色山药

【材料】山药 1 根，胡萝卜、芹菜梗各 50 克，黑木耳 5 克（先用温水泡发），盐、蒜各适量。

【做法】1. 山药洗净，去皮，切成片，入开水中焯烫后捞出。

2. 胡萝卜洗净切片，芹菜梗洗净切段，黑木耳撕成小块，蒜拍碎。

3. 将胡萝卜、黑木耳略煮至将熟，加入芹菜稍微烫下即可盛出。

4. 锅内加适量油烧热，下入蒜片，加山药、胡萝卜、黑木耳、芹菜和少许水快速翻炒均匀，加盐调味即可。

【功效】这道菜含有丰富的膳食纤维、维生素、消化酶等多种营养物质，可补益身体，促进胃肠蠕动，帮助消化。

山药红枣羹

【材料】山药 2 根，红枣 10 枚，冰糖适量。

【做法】1. 山药洗净，去皮，切成小丁；红枣洗净，泡软，去核。

2. 将山药、冰糖、红枣一起放入砂锅中，加入适量清水，大火煮沸后转小火炖至山药绵软即可。

【功效】平补脾胃的山药，搭配益气健脾的红枣、滋阴润燥的冰糖，补而不燥，适合脾胃气虚的人食用。

⊙ 胃寒腹泻的人，可适当多吃糯米

糯米在北方被称为"江米"，日常生活中，八宝粥、元宵、粽子、年糕等都少不了它。

中医认为，糯米性味甘温，入脾、肾、肺经，具有益气健脾、生津止汗等作用。对于中气脾虚、胃寒的人，以及夏季经常腹泻的人来说，糯米是不错的滋补品。正如《本草经疏论》中所载："（糯米）补脾胃、益肺气之谷。脾胃得利，则中自温，力便亦坚实；温能养气，气顺则身自多热，脾肺虚寒者宜之。"

糯米的吃法有很多，如煮成粥、饭，酿成糯米酒等。在古代，糯米还是养病疗疾的常用药，治疗脾虚、虚劳、寒性腹泻等都常用到糯米。

脾虚自汗

糯米、小麦麸适量，一同炒焦，研为细末。每次取 10 克左右，用米汤送服。

寒性腹痛

糯米适量，炒热，放入布袋中，敷在患处。同时，取小茴香 10 克左右，研末，温酒送服。

很多人都知道糯米不容易消化，要少吃，我们这里却说糯米有温补脾胃的作用，这看起来似乎矛盾，其实并不矛盾。糯米只要煮烂，适量食用是有益于脾胃的，但是冷的糯米饭、未煮软的糯米则不容易消化，要尽量避免食用。消化功能不好的人，如老年人、儿童，可以食用圆粒糯米，因为圆粒糯米比长粒糯米好消化，当然也不能一次吃太多。

红小豆糯米桂圆粥

【材料】糯米、红小豆各 50 克，桂圆肉 20 克，冰糖适量。

【做法】1. 糯米、红小豆淘洗干净，浸泡 4 个小时。

2. 锅中加水，下糯米、红小豆，大火煮沸后转小火熬至糯米、红小豆软烂，加桂圆肉、冰糖继续熬煮 20 分钟即可。

【功效】糯米温补脾胃，桂圆滋补气血，红小豆健脾利湿，一起煮粥，补而不燥，很适合脾胃虚寒的人食用。

⊙ 身体瘦弱、消化不好的人要常吃猪肚

脾是后天之本、气血生化之源，如果脾胃出了问题，很容易引发人体其他疾病。中医有"以形补形"的说法，许多"以形补形"可能存在夸大或臆想的成分，但猪肚补脾胃确是有依据的。

猪肚，也就是猪的胃，中医认为它性微温，味甘，《本草经疏》中就有记载："猪肚，为补脾之要品。脾胃得补，则中气益，利自止矣……补益脾胃，则精血自生，虚劳自愈。"虚劳羸弱、泄泻、下痢、消渴、小便频数、小儿疳积等，都可以用猪肚作为辅助食疗之用。

虚寒腹痛

猪肚 1 个，莲子 30 克，红枣 5 枚，肉桂 5 克，小茴香 15 克，糯米 60 克。将猪肚洗净，去掉筋膜，切块，加莲子、红枣、肉桂、小茴香、糯米一起炖烂，加调料拌匀食用。或者将莲子、红枣、

肉桂、小茴香、糯米拌匀，放入猪肚中，缝合，隔水蒸熟，加调料食用。

脾胃虚寒

猪肚1个，生姜50克。将猪肚洗净，塞入生姜（切碎），缝合好后放入砂锅中，加入适量清水、盐，用小火煮至猪肚熟烂，切细条佐餐食用。

一般我们吃猪肚多是爆、烧、拌和炖汤。还有一种吃法很特别，营养保留和口感也好，就是将猪肚煮熟，然后切成长条，放在碗里，加点汤水（不放盐），再隔水蒸片刻，待猪肚涨厚，然后蘸料汁食用。

胡椒猪肚汤

【材料】猪肚1个，盐、姜、花椒、白胡椒、淀粉、料酒各适量。

【做法】1.猪肚先用清水冲洗一次，加料酒浸泡10分钟去异味，然后用盐搓一次，再用淀粉反复洗2~3次，最后用清水冲洗干净。

2.锅内加水，放入花椒煮沸，然后放入猪肚焯一下捞起。

3.白胡椒用小火炒香，碾碎；姜洗净，切片。

4.另起砂锅，下猪骨、姜片、白胡椒，倒入适量料酒，注入适量清水，大火煮沸后转小火炖2个小时。

5.将猪肚捞出，切条，放入汤中继续煮15分钟，加盐调味即可。

【功效】这道汤能温胃散寒，适用于脾胃虚寒、寒性腹痛者。

藏在身边的养脾胃中药方

脾胃调理需要一个长期的过程，中药药效温和，用来调脾胃是很合适的，小孩子消化不良、厌食等问题，也可以用中药来调理。不过，前提是要选对药。

⊙ 一两陈皮一两金

陈皮味辛、苦，性温，可健脾、开胃、养肝，还能止咳化痰、燥湿祛痰、理气和中。现代医学发现，陈皮所含的挥发油可以缓和消化道所受的刺激，利于排出积气，对食积不消、腹胀的改善效果良好。陈皮还有一定的燥湿化痰功效，对于痰多黏白、胸脘闷有疗效。

陈皮是橘皮经晒干或晾干制成的，陈放的时间越久越好，放至隔年后，不利于健康的挥发油含量减少，而黄酮类化合物含量增加，药用价值会充分体现出来。

作为一味理气健胃化痰的常用中药，用它泡水饮用，能清热、化痰、去燥。取陈皮少许（10克以内），用开水冲泡，代茶饮用，冲饮至味淡，可消痰化食。泡茶饮完后最好连渣一起吃掉。或者生姜和陈皮各5克，砂糖少许，加400毫升水煎汤，分3~4次服用。

不少人用鲜橘子皮泡水喝，这是不对的。因为鲜橘子皮表面可能附有农药或保鲜剂，水洗、日晒不一定能将其表面的有害物质去除干净。二是新鲜的橘子皮中含挥发油较多，会刺激消化道，导致消化功能紊乱。

胃寒胃痛

陈皮3克，生姜5克，红糖10克。水煎服，每天2次。

消化不良

麦芽25克，谷芽、陈皮各15克，神曲10克，甘草5克。水煎，取汁服用。可开胃健脾、促进消化。

口臭

陈皮20克，生姜片10克，甘草、茶叶各5克。用沸水冲泡饮用，可解渴消暑、止咳化痰、健胃消食、缓解口臭。

陈皮粥

【材料】粳米50克，陈皮10克。

【做法】1.将陈皮清净干净，切成细丝，然后加清水煎煮10分钟，滤去陈皮备用。

2.大米淘洗干净，倒入陈皮水中，再加适量清水，煮成稀粥食用。

【功效】去胸膈满逆，开胃健脾，化痰止咳。

在炒肉的时候也可以放点陈皮进去，既能解腻，又可理气调中，开胃健脾。

需要注意的是，陈皮属于温燥之药，无痰干咳、口舌干燥者，不宜多用，以免加重阴虚症状。

⊙ 麦芽，消化一切米面积食

麦芽即小麦发的芽，性平，味甘，归脾、胃、肝经，具有行气消食、健脾开胃、退乳消胀等功效。主治食积不消、脘腹胀痛、脾虚食少、乳汁郁积、乳房胀痛。中医也多用于食欲不振、脾虚食少等症。

麦芽可助消一切米面食积，消化不良，症状较轻的，单用麦芽煮水，或磨粉调水服用，即可见效。

另外，麦芽作用和缓，又有健脾开胃之功，且能回乳。所以妈妈如果要给孩子断奶，可以用生麦芽、炒麦芽各30克，水煎后，喝一两次，就能回奶。

面食积滞

焦麦芽200克，山楂、甘草各50克。研成细粉，每天3次，每次取2克，开水冲服。

高血脂

生麦芽40克，丹参30克，延胡索10克，红花5克。煎汤服用，每天1次。

麦芽分为麦芽、炒麦芽、焦麦芽三种，三者功效各有偏重。麦芽长于健胃，还能通乳；炒麦芽行气消食，用于回乳；焦麦芽促消化，可消食导滞。使用时要注意区分。

孕妇、哺乳期女性不宜服用麦芽；无积滞者、脾胃虚者、有痰火者及哮喘患者也不宜服用麦芽。

⊙ 砂仁木香汁，打开你的食欲

砂仁性温，味辛，归脾经、胃经、肾经，具有化湿开胃、温脾止泻、理气安胎等功效。用于湿浊中阻、脘痞不饥、脾胃虚寒、呕吐泄泻、妊娠恶阻、胎动不安等。

砂仁中的挥发性物质能让消化系统产生轻度兴奋，促进肠道蠕动，从而提升消化吸收能力。

小儿厌食

砂仁 15 克，木香 1 克，藕粉 30 克，白糖适量。将砂仁、木香研成末，与藕粉一起冲泡服用，每天 2 次。

小儿消化不良

砂仁、焦苍术各 200 克，炒车前子 100 克。一同研为细末，每天 3 次，每次取 3 克冲服。

胃虚气逆

砂仁适量，研为细末。每次取 10 克，加少许姜汁，煎煮服用。

经常食欲不振的人，以及孕吐的女性，在烹饪时加入少许砂仁，可起到健脾开胃、利湿止呕的功效。

砂仁鲫鱼汤

【材料】鲫鱼 1 条，砂仁 3 克，姜片、葱段、盐、植物油各适量。

【做法】1. 将鲫鱼洗净，在鱼腹中塞入砂仁。

2. 锅置火上，下油烧热，投入生姜、葱段煸香，放入鲫鱼略煎，加清水大火烧开，改中火烧至汤色乳白，加入盐调味即成。

【功效】健脾开胃，利湿止呕。用于呕吐、食欲不振、乏力等。

若有腹痛、泄泻、咽痛、咳嗽等，以及身体湿热者不宜使用砂仁。

⊙ 小儿积食，用神曲最佳

神曲味甘、辛，性温，归脾、胃经，具有健脾和胃、消食调中的功效。中医常用于食滞脘腹胀满、食少纳呆、肠鸣腹泻等，对于小儿食积，用神曲调理最为合适。

小儿积滞

炒神曲 10 克，以清水煎汤服用。每天用量，1 岁以内 5~10 毫升，1~3 岁 10~20 毫升，3 岁以上酌加。

消化不良

大麦芽、神曲各 20 克，烘干研末，用适量热黄酒冲服。每天早晚各 1 次。

将神曲与大米一同煮粥食用，也很合适。

神曲粥

【材料】神曲 15 克，粳米 50 克。

【做法】1. 将神曲研成细末，放入锅中，加适量水浸泡 10 分钟。

2. 用大火煮神曲，在药汤煮至剩余一半时放入粳米，再添加适量清水，煮成稀粥即可。

【功效】醒脾健胃，助消化。适用于消化不良、积食、胃痛、泛酸等。

养脾健胃宜用生神曲，消积滞宜用炒神曲。炒制神曲时取麸皮适量，撒在烧热的锅内，等到有白烟冒出时，将神曲放进去，进行翻炒，直到变成黄色，取出，筛去麸皮即得。

手足心热、大便干结者慎用神曲。孕妇也不可服用神曲。

养肺就是养气，
气足生命就旺盛

《黄帝内经》中说："肺者，气之本，魄之处也。"人体之气都是由肺主导，拥有健康的肺，才能身体强健、精神饱满。

肺还是我们身体抵御外邪的一道屏障，然而由于肺与外界相通，所以很容易受伤害，因此，相比于其他脏腑，要更加悉心养护。

肺脏有问题，可不仅是咳嗽

肺居于五脏六腑最高位，也是最容易受伤害的脏器，受寒、受热、受湿，都会引发各种反应。肺与大肠相表里，肺还主皮毛，所以便秘、皮肤问题等也都与肺有直接的关系，反过来，这些部位的变化也反映出肺的健康状况。肺有问题会有以下信号。

信号一：咳嗽

咳嗽是肺有问题最明显的信号。干咳无痰或痰量很少，一般是急性咽喉炎、支气管炎的初期，一部分肺癌患者也会出现此症状。急性骤然发生的咳嗽，多见于支气管内异物。

长期慢性咳嗽，多是慢性支气管炎、肺结核等的信号。如果咳痰带血，就要警惕肺癌；咳痰呈黄色，多是肺部或支气管出现了感染。

信号二：鼻子变化

《黄帝内经》中说：肺开窍于鼻，鼻是肺之门户，为气体出入之通道，其功能主要依赖肺气的作用。如果肺发生病变，一定会在鼻子上反映出来。例如邪气犯肺，肺气失宣，则鼻的功能失常，就会表现为鼻塞、流涕、不闻香臭，或鼻出血等。一些微妙的鼻子变化也足以反映出肺的问题。《医学心语·首卷》就指出："鼻头色青者，腹中痛。微黑者，有痰饮。黄色者，为湿热。白色者，为气虚。赤色者，为肺热。明亮者，为无病也。"

信号三：寅时易醒

根据中医的子午流注理论，寅时（凌晨3~5点）气血运行至肺经，肺经不通，就会出现各种反应，如咳嗽、失眠、疼痛、胸闷等。肺不好的人常会在此时醒来，有肺病的人，此时则容易发生咳嗽，病情加重。

信号四：皮肤不好

《黄帝内经·素问·五脏生成》中说："肺之合皮也，其荣毛也。""荣"是茂盛的意思。肺气足的人，皮肤就滋润光滑、有弹性；而肺气虚的人，由于肺无力输布气血给皮毛，皮毛不能得到滋润，就会不荣，也就是会出现毛发脱落。

如果肺热伤津，阴虚血燥，就会出现面色苍白憔悴；肺气失宣，则会湿气聚集而生痤疮。

信号五：经常便秘

中医认为，肺与大肠相表里。所谓表里，就是内外的意思。在五行里，肺与大肠同属金，肺属阴在内，大肠为阳在外。所以大肠为表，肺为里。

肺气的肃降与大肠传导功能相互为用。肺气清肃下降，气机调畅，并布散津液，能促进大肠的传导，有利于糟粕的排出。大肠传导正常，糟粕下行，亦有利于肺气的肃降。

所以，一个经常咳喘或者有肺病的人，常会伴有便秘症状。反过来，一个人如果总是便秘，一定会有气不足的问题，就是肺功能不好。

5 种生活方式，不经意间伤害你的肺

中医将肺脏称为娇脏，指出了肺脏具有"娇嫩""娇弱"的特点。的确如此，因为肺开窍于鼻，与外界相连，风、寒、燥、热等来自外界的邪气可直接从口鼻进入人体，首先侵犯的就是肺。一些不当的生活方式也会对肺造成直接或间接的伤害。

⊙ 贪凉饮冷，降低肺的抵抗力

形寒寒饮则伤肺。

——《黄帝内经·灵枢·邪气藏府病形》

在诸多外邪之中，尤以寒邪伤肺最甚。《黄帝内经》中就说："重寒伤肺。"《景岳全书》也说："外感之嗽，无论四时，必皆因于寒邪，盖寒随时气入客肺中。"

寒邪犯肺主要是先由皮毛受邪，经由腠理损伤肺脏，因此，护肺的最好方法就是做好保暖，及时增减衣服。天冷风大时出门要戴口罩，并特别注意保护好头颈部，因为头为诸阳之会，易受寒邪侵扰，特别是后颈部位。如果是本来就有肺部疾病，或肺功能不好，更要避免在寒冷天外出。

寒邪的另一来源就是饮食，很多肺不好的人，一吃冷饮就会咳嗽，就是寒邪伤了胃，进而影响到了肺。即便是身体健康的人也要避免多吃太多寒凉的食物，以免降低肺的防御功能，给疾病以可乘之机。

⊙ 经常熬夜会伤肺阴

熬夜伤害人体阳气，也是一个暗耗阴液的过程，长期熬夜，体内阴液慢慢被消耗，会导致阴虚或加重原有的阴虚症状。肺阴不足，水不制火，血热内生，就会出现呼吸道干燥、上火等问题。熬夜之后，往往会出现咳嗽无痰、口干咽燥等症状，这其实就是水不制火、血热内生的表现。

此外，根据子午流注理论，肺经经气在丑时（凌晨3~5点）最旺，此时是肺的排毒时间，若此时还在熬夜工作，肺就会非常疲劳。如果本来肺就不好或者有肺病，此时还在劳累，咳嗽等症状就会加剧。所以，肺不好的人一定要避免熬夜，即便是一定要熬夜，也要在这段时间休息一下。

⊙ 吹空调让人抵抗力下降

夏天吹空调，在享受清凉的同时，也会给肺造成无形的伤害。

开空调的房间大都是很密闭的，空气不流通，二氧化碳浓度必然会增高，特别是人比较多的办公室等场所，尤为明显，加上温度又低，肺的功能就会大大下降，使抵抗力变弱。很多人长时间吹空调后会会感觉恶心、呕吐，甚至引起哮喘，还会出现鼻塞、皮肤瘙痒、头昏、打喷嚏、耳鸣、乏力、记忆力减退等症状，其实就是患上了"空调病"。

夏天天热，人应该把毛孔宣开，把身体里面的热散出来，热散出来了人就不会觉得太热了，也不会有不适的症状。如果在很热的时候吹空调，空调散出来的冷气会让毛孔紧闭，人体内的热就会被闭在里面，当人从室内出来后，毛孔会很快打开，再进空调房间时又闭了，一开一闭，一闭一开，很容易就把皮毛的气机损伤了，久而久之，开合可能就会失灵，整个"散热系统"就运转不起来了。现在越来越多的城市居民患皮肤瘙痒症，就跟吹空调太多，肺主皮毛的功能受损有很大关系。

此外，空调室内也容易滋生细菌，特别是空调长时间使用而没有清洁的，细菌聚集更严重，长期在这样的室内，很容易造成呼吸道感染，抵抗力降低，患上感冒等疾病。

所以，夏天如果天气不是太热而不能忍受，建议就不要开空调，若吹空调，也不要一直开着，待室内温度适宜后就关掉，并及时开窗通风。另外，如果是穿着露肩装、背心等，一定要避免正对着吹，最好是披上衣服，挡一挡寒气。

⊙ 吸烟导致多种肺病

烟草对肺的伤害是毋庸置疑的，烟草中含有上千种对健康有害的物质，肺长时间遭受有害物质的刺激和毒害，会导致其功能减退，削弱肺的抵抗力，导致多种疾病。

香烟对身体的直接伤害，是伴随燃烧而产生的有害物质，会对呼吸道造成严重的刺激，这种刺激会引发咳嗽或哮喘，剧烈的咳嗽会造成呼吸系统炎症。如果是在流感季节，也很容易被感染。

统计显示，长期吸烟也是导致慢性阻塞性肺病（简称慢阻肺）的重要原因。一般来说，烟龄越长、吸烟量越大，发病率就越高。在我国，慢阻肺已经成为危害人们健康的第四大杀手。据最新调查显示，我国有约 4000 万慢阻肺患者，每年大约有 100 万人死于慢阻肺。不同于心脑血管疾病和癌症等慢性病，慢阻肺的可怕之处在于它是在沉默中爆发，也就是患病初期可能没有任何症状，随着病情的加重，会逐渐出现咳嗽、咳痰等不适，这些不适与常见的受风咳嗽基本没什么区别，所以常常被忽略；等到气流受限加重，出现胸闷气短时，病情往往已经发展到中期或晚期，治疗的效果是很差的。

吸烟还会诱发或导致多种疾病，如急性支气管炎、慢性支气管炎、肺癌等。长期吸烟还会导致人体内硒元素含量偏低，而硒元素具有预防癌症的作用，长期缺硒会大大增加患白血病、乳腺癌、肺癌、肠癌等的概率。

此外，吸烟不仅危害自己，还严重影响他人的健康。研究表明，受到"二手烟"危害，如果时间超过 15 分钟，对身体的损害就会非常明显；长期吸二手烟，身体受到的损害与吸烟并无二致。体质较弱的人，如婴幼儿、儿童、女性等，长期受到二手烟的侵害，更容易降低抵抗力，诱发疾病。

好心情让肺气更畅达

忧伤肺，喜胜忧。

——《黄帝内经·素问·阴阳应象大论》

中医养生很重视心志调节，心情对身体的影响是不容忽视的。正面的心情能让身体处于平和状态，抵抗力也能得到增强，负面的情绪则可能带来疾病。

具体到肺，《黄帝内经》中就有说："忧伤肺，喜胜忧。"意思是说，悲忧的情绪会伤害肺，而愉悦的情绪则能够消除悲忧给身体带来的不利影响。

所谓喜，就是开心的意思，开心的表现，当然就是笑口常开。事实上，笑确实能够起到宣肺养肺的作用。

因为笑能带动全身运动，尤其是能使胸廓扩张，肺活量增大，胸肌伸展，可吸收更多的氧气进入身体，从而消除疲劳，驱除抑郁，解除胸闷，恢复体力。人在笑时还会不自觉地进行深呼吸，使平时用不到的肺细胞动起来，增强了肺的功能。在清新的环境中开怀大笑，可使肺吸入足量的大自然中的"清气"，呼出废气，促进血液循环，从而使得心肺气血调和。

相反，如果人的情绪低落消沉，悲忧忧伤，就会对呼吸之气和全身之气的运转造成阻滞，从而损伤肺志，出现咳嗽、气喘等肺部疾病。

说到"喜胜忧"，还有一个故事。

元朝有个秀才，婚后不久，其妻暴病身亡。秀才悲痛欲绝，终日哭泣，忧郁成疾，虽然经过多方治疗，都毫无效果。后来请到名医朱丹溪为他诊治。朱丹溪给他把脉后说道："恭喜！恭喜！你身怀有孕，已有数月了。"秀才听后觉得一位名医竟说出如此荒谬之话，不禁哈哈大笑，一阵大笑之后，对朱丹溪说："从来没见过你这样看病的医生，简直在胡说八道。"朱丹溪微笑不语，告辞而退。

以后这位秀才每当想起这件事，总是大笑不止，就这样在一次又一次的开怀大笑中，秀才的忧郁症竟神奇般地痊愈了。后来秀才去拜谢朱丹溪并询问缘由，朱丹溪笑了笑说道："当时我是故意说你有喜，让你想起就笑，使你精神愉快乐观，日子久了，你的病自然也就好了。"

由此可见，笑确实是一味治疗悲忧的良药，笑则气缓，紧张的气氛消失了，悲哀的情绪自然也被抑制住了。

当然，笑也不可过度，过于高兴，会使心气涣散，前面说范进中举后太开心竟然发了疯，就是心气涣散的表现。

3 种运动增强肺功能，让你远离感冒咳嗽

⊙ 腹式呼吸，让更多的肺泡动起来

传统养生很讲究呼吸调摄，比如六字诀、八段锦、太极拳等，呼吸技巧都是至关重要的，甚至于现代的瑜伽都很重视这一点。

这些练功里面讲的呼吸，是不同于我们日常的呼吸的。我们平常进行的呼吸属于胸式呼吸，这种呼吸不能完全调动肺泡，很大一部分肺泡处于沉睡状态，时间长了，其功能就会慢慢退化。而这些功法里面的呼吸则属于腹式呼吸，这种呼吸方法不仅吸入更多空气，增大肺活量，还能让膈肌上下移动，使内脏得到一种类似按摩的温和刺激。

腹式呼吸，增强肺功能

科学家们研究发现，大多数人在一生中只使用了肺的 1/3 的能力。很多人的呼吸太短促，往往在吸入的新鲜空气尚未深入肺叶下端时，便匆匆地呼气了，不能充分锻炼到肺。特别是经常坐着工作的人，每次的换气量非常小，体内的二氧化碳累积，加上长时间用脑，机体的耗氧量很大，进而造成脑部缺氧，于是经常出现头晕、乏力、嗜睡等办公室综合征。

腹式呼吸时膈肌上下活动范围加大，可吸入更多的空气，最大限

度地利用了肺组织，使中下肺叶的肺泡在换气中得到锻炼，改善了肺部血液循环，从而防止肺的纤维化，延缓老化。

腹式呼吸能够吐出较多易停滞在肺底部的二氧化碳，扩大肺活量，改善心肺功能；同时还可以减少肺部感染，尤其是大大降低肺炎的发病率。

此外，腹式深呼吸还能促进肠道蠕动，有助于肠道排毒，也促使肺气顺利肃降，对预防呼吸道感染、习惯性便秘、肠道疾病大有裨益。

腹式呼吸的方法

（1）取仰卧或舒适的冥想坐姿，放松全身。

（3）吸气时，最大限度地向外扩张腹部，胸部保持不动。

（4）呼气时，最大限度地向内收缩腹部，胸部保持不动。

（5）循环往复，保持每一次呼吸的节奏一致，细心体会腹部的一起一落。

腹式呼吸的关键是：呼吸要细匀，深长而缓慢；鼻吸鼻呼或鼻吸口呼；无论是吸还是呼都要尽量达到"极限"量，即吸到不能再吸，呼到不能再呼为度。

初练者可以每分钟 10 次，逐渐达到每分钟 4~5 次。每天早晚各练 1 次，每次 5~10 分钟。练到微热微汗即可。

⊙ 经常游泳，肺增加肺活量

我们在检查肺功能时有一项很重要的检查，就是测肺活量。肺活量大的人，肺功能就强，反之则弱。肺活量不是一成不变的，那些经常运动的人，肺活量就比常人要大得多，肺功能自然也就强得多。

一般来说，任何运动都能增加肺活量，但最行之有效的无疑要数游泳了。

游泳对肺的好处，具体来说体现在以下几个方面。

（1）游泳时对于氧气消耗是很大的，这样就能使平时不易用到的那部分肺泡调动起来，无形中就是在做深呼吸，从而使得肺活量增加，让肺更有活力。

（2）游泳属于全身运动，尤其是手臂的运动，能使胸肌、膈肌和肋间肌等呼吸肌得到锻炼，从而提高肺的通气功能。

（3）游泳时增加了水对胸廓的压力，呼气时，在水对胸廓的压力有利于气体从肺内排出，从而使肺泡充分伸缩，加强肺泡的弹性。对于肺功能不好的人来说，是一种非常好的功能锻炼。

（4）游泳可以提高人体对水温、气温的适应能力，增强体质。很多人坚持冬泳，对提高机体的抗寒能力和减少感冒、慢性支气管炎等的发病率是非常有效的。

游泳不等于玩水，反复不断地游才对提升肺活量有帮助。锻炼的方法类似变速跑，即快游出去再慢游回来，每次最好以50米为距离，来回反复游，保持一定的速度。

游泳的次数应保持在至少每周1~2次，才能真正起到健身效果。

虽然游泳对心肺功能有促进作用，但也不是人人皆宜的。感冒发热等疾病的急性期、有传染性疾病、皮肤病者，心脏病、肺气肿、癫痫病患者，均不宜游泳。另外，游泳消耗体力较大，需要循序渐进、量力而行。年龄比较大，体力较弱的，活动量要小，一开始游泳时，只要将身体浸泡在水中稍作活动即可，适应以后可根据体力情况逐渐增加活动量。

⊙ 局部按摩，预防和缓解呼吸疾病

《黄帝内经》认为，肺开窍于鼻，肺部有病，通常会反映到鼻部，如不明原因的鼻塞、流涕等。反之，按摩刺激鼻、喉等部位，可疏通经络，通宣肺气，增强肺及呼吸道的功能，同时对鼻炎、鼻息肉、鼻窦炎及多种肺病有预防和治疗的功效。

摩鼻

方法：先用冷水清洗鼻腔，然后对鼻子进行按摩，如点压迎香穴等穴位，用双手拇指上下摩擦鼻梁两侧 20 次，再沿鼻子周围轻轻按摩 20 圈，或者按住一侧鼻孔，让另一侧鼻孔通气。以上动作每天 1~2 遍，每天 1 次。

功效：鼻部按摩可刺激鼻部血管，使其扩张，加快血流，供给鼻部的营养增多，使鼻部的抵抗力增强。鼻部是呼吸道的门户，鼻部功能增强了，空气中的细菌、病毒便不易通过鼻部侵入体内，从而预防感冒和呼吸道传染病。

摩喉

方法：坐立均可，仰头，颈部伸直，将双手擦热之后，拇指与其他四指分开，用虎口对准咽喉，自喉咙向下按揉，用力要适当，双手交替各按摩 30 下。按摩完之后，重点刺激锁骨上的天突穴（在喉咙下面，两锁骨中间凹陷处）。以上动作连续做 1～2 遍，每天 1 次。注意按摩时拇指与其他四指张开，虎口对准咽喉部，自颏下向下按搓，动作宜缓慢，用力适当。

功效：此法能利咽喉，预防感冒咳嗽。

按对穴位，呼吸好、少感冒

⊙ 敲肺经，防治感冒还能使皮肤变好

> 手太阴之脉，起于中焦……循鱼际，出大指之端。是动则病肺胀满，膨膨而喘咳……是主肺所生病者，咳上气，喘渴，烦心，胸满，臑臂内前廉痛厥，掌中热。
>
> ——《黄帝内经·灵枢·经脉》

人体的每条经络都与一个脏腑相对应，与肺脏相对应的是手太阴肺经，简称肺经，刺激这条经络，能治疗和调理一切呼吸系统疾病，如肺炎、气管炎、支气管炎、鼻炎、咳嗽、肺部胀满等。

手太阴肺经位于手臂内侧，所以日常按摩是非常方便的，有感冒等呼吸系统症状时，可以随时按摩。没有症状的，经常按摩也能起到预防疾病和强身的作用。

因为经络是一条线，所以不必担心找不准穴位，只要沿着这条线的大致位置进行按摩即可。下面介绍一种比较简单的刺激方法——敲肺经。

手臂微抬，胳膊伸直，掌心向内，用另一侧的手沿大鱼际的方向顺着胳膊一直向上敲，敲到肩膀处即可。左右手互相交替，各敲

10~15遍。

寅时（凌晨3~5点）经脉气血循行流注至肺经，肺有病的人经常会在寅时醒来，这是肺气不足的表现。过敏气喘、咳嗽等与肺经相关的疾病，也通常会在这个时辰发作，尤其是患过敏气喘的孩子，常在此时咳醒，这个时候调理肺经效果是最好的。但一般人这个时候仍在睡眠中，可以在清晨起床后(5~7点)敲打，此时是大肠经当令，肺与大肠相表里，起床喝杯温水后先敲肺经，再敲大肠经（大肠经起自无名指末节商阳穴，终于鼻翼侧迎香穴），既能养肺，还可通便排毒。也可以有空就敲一敲，如果有酸痛点可以重点揉一揉。

因为肺主皮毛，所以如果肺热，就会导致脸上长痘；若是肺气不足，则会使人皮肤灰暗无光泽。所以皮肤问题也可以通过敲肺经和大肠经来调理。

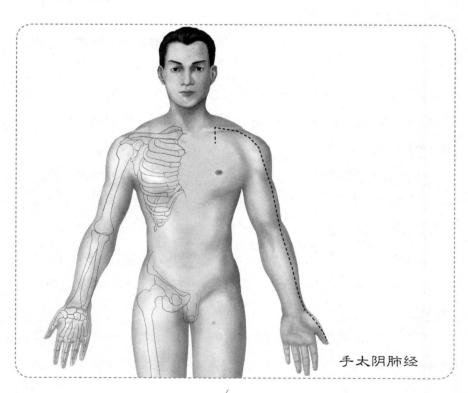

手太阴肺经

⊙ 中府穴上管呼吸疾病，下治消化疾病

中府穴是肺经的募穴，"募"有聚集、汇合的意思，所以此处为肺经经气深聚之处，具有肃降肺气、和胃利水、止咳平喘、清泻肺热、健脾补气等功效，主治肺脏相关疾病。经常按摩此穴可缓解胸闷、咳喘、胸痛、肩背痛等。

本穴为肺经与脾经交会穴，也可治疗脾脏疾病，如腹胀、消化不良、水肿等。

中府穴位于胸前壁的外上方，云门穴下1寸，前正中线旁开6寸，平第1肋间隙处。立正，两手叉腰，锁骨外侧端下缘的三角窝中心是云门穴，由此窝正中垂直往下推1条肋骨（平第1肋间隙）处即是中府穴。

中府穴按起来感觉还是比较明显的。四指并拢，用中指着力于穴位处，稍微用力揉动，有明显的酸胀感。每天1次，每次左右各按揉2分钟。经常按揉可增强肺经经气，还可辅助治疗感冒、咳嗽。

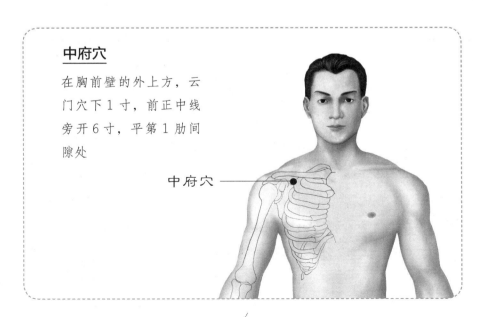

中府穴

在胸前壁的外上方，云门穴下1寸，前正中线旁开6寸，平第1肋间隙处

中府穴

如果感觉找不准穴位，也可以用手掌或空拳轻轻拍打穴位处，每次 30~50 下，每天 1 次。坚持拍打，对气管炎、肺气肿、支气管哮喘等有明显的调理效果。肺不好的人拍打中府穴时会出现胸闷、肺部痛、气胀、难受的感觉，可以轻轻地拍打，以后逐渐用力，坚持拍打，不适感就会逐渐消失。

中府穴是手足太阴经的交会穴，所以既可以治手太阴肺经上的病，也能治疗足太阴脾经上的病，无论是呼吸类疾病还是消化类疾病，都有不错的调理效果。按摩中府穴，可以提高肺的呼吸功能，疏导气体排出的通道，使血液中的气体能流畅地经肺部排出体外，血液的气体分压随之下降，低于肠道内的气体分压，于是肠道中的气体便能够较容易地经肠黏膜进入血中，从而避免和消除腹胀。

⊙ 搓搓鱼际穴，治感冒不用花钱

鱼际者，手鱼也，为荥。

——《黄帝内经·灵枢·本输》

鱼际这个词，我们平常说得比较多，但是这个鱼际穴就很少有人知道了。摊开手掌，在手掌心靠近大拇指的地方，皮肤颜色泛白，肌肉隆起，叫大鱼际，大拇指根部和手腕关节连线的中点就是鱼际穴。

鱼际穴是肺经的荥穴，在经络学中，"荥主身热"，所以鱼际穴最突出的作用就是能清肺热，临床上治疗支气管炎、肺炎、扁桃体炎、咽炎，以及外感风热、燥热伤肺、阴虚内热等导致的病证都常用这个穴位。老年人常出现小便短少的情况，也可以通过敲击鱼际穴来

鱼际穴

在拇指本节（第 1 掌指关节）后凹陷处，约当第 1 掌骨中点桡侧赤白肉际处

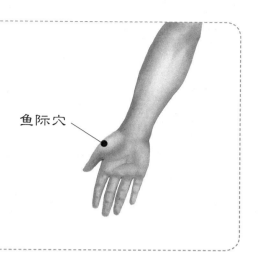

鱼际穴

缓解。此外，按摩鱼际穴，对因过度使用电子产品造成的"鼠标指"也有很好的辅助治疗作用。

鱼际穴位于拇指本节（第 1 掌指关节）后凹陷处，约当第 1 掌骨中点桡侧赤白肉际处。侧掌，轻握拳，腕关节稍向下屈，第 1 掌骨中点之赤白肉际处即是。

用另一只手的大拇指指腹按揉鱼际穴，至有酸胀感为宜。按摩的次数根据身体状况决定，一般每天 1~2 次，每次 5 分钟左右。感冒发热、咳嗽、久病体虚及患慢性病的人，可适当增加按摩次数。健康之人经常按摩，能改善肺功能。

还有个简单的方法，就是双手对搓鱼际穴，每天坚持搓，能增强肺主皮毛的功能，从而改善易感者的体质状况，提高抵御外邪的能力，对咽痛、打喷嚏等感冒早期症状有明显的疗效。长期咳嗽的人，尤其要坚持搓。

如果有感冒鼻塞的症状，可以相互对搓 2~3 分钟，以感到整个手掌发热为度，然后再喝 2 杯热水，鼻塞的问题就会很快缓解。

⊙ 尺泽穴治咳嗽，风寒风热都管用

尺泽肘中之动脉也，为合。

——《黄帝内经·灵枢·本输》

尺泽穴属于五输穴中的合穴，"合"是汇聚的意思，尺是穴位的位置位于手臂尺侧，泽描述的是穴位的功效，泽即水汇集之地。所以，尺泽穴就是肺经经水汇集之地。

中医认为肺是"宰相之官"，有统领升降、调通水道的作用，尺泽穴的主要作用就是调通水道，除肺热。按摩尺泽穴可以缓解和治疗咳嗽、气喘、咽喉肿痛、胸部烦满、肘臂挛痛等，也可治疗肘关节疼痛、发凉。

尺泽穴在肘关节处，当肱二头肌腱的外侧，肱桡肌起始部。屈肘仰掌，在肘窝横纹中央，大筋（肱二头肌腱）外侧凹陷中即是。

按摩的时候，将一侧的手拇指与其他四指分开，轻轻握住另一侧手臂，用拇指指腹按揉 3~5 分钟，然后换手，力度要稍微大一点，

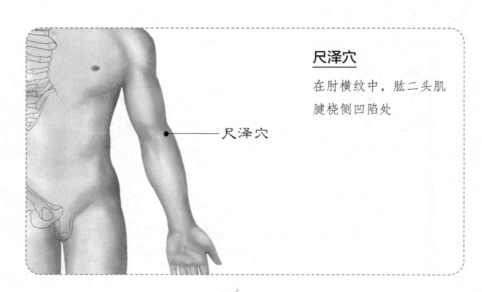

尺泽穴

在肘横纹中，肱二头肌腱桡侧凹陷处

尺泽穴

以按压有酸麻胀的感觉为好。每天早晚各 1 次，每次左右各 3 分钟。经常按揉可帮助泄除肺热，缓解肺热咳嗽、失眠等，对于肘臂挛痛、胸胁胀满、小儿惊风等病症也有很好的治疗作用。

《黄帝内经·灵枢·四时气》中说："邪在腑取之合也。"尺泽穴为肺经的合穴，所以对风邪所致肺经诸疾均有良效，特别是对风寒、风热所致的反复咳嗽有较好的治疗作用。有上述症状时，每天艾灸尺泽穴 10~15 分钟，效果更好。

⊙ 肺俞穴，肺脏问题就找它

肺俞穴是肺脏之气输注的部位，内应于肺脏，故能治疗肺病及肺阴不足之证。肺主表，外合于皮毛，鼻为肺之窍，故可调补肺气，治疗皮肤病、鼻病。临床上常用来治疗支气管炎、支气管哮喘、肺炎、肺结核、胸膜炎、感冒、荨麻疹、肩背痛等。

肺俞穴是肺脏气血在背部的反映点，它可以反映肺脏的气血盛衰

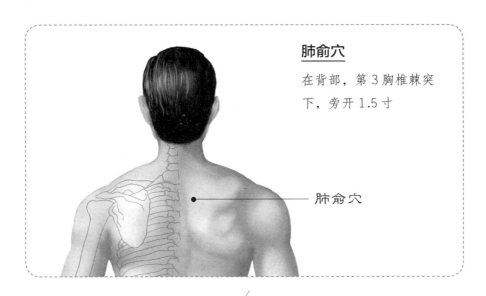

肺俞穴

在背部，第 3 胸椎棘突下，旁开 1.5 寸

肺俞穴

及功能状态。肺脏有疾时，肺俞穴会有异常反应，如压痛、结节等。

肺俞穴在背部，当第 3 胸椎棘突下，旁开 1.5 寸。找到第 3 胸椎棘突，在其下凹陷处向两侧分别量取 2 指宽（食指和中指并拢）即是肺俞穴。

肺俞穴位于背后，自己按摩有些困难，可以请家人帮忙。每晚临睡前端坐椅上，两膝自然分开，双手放在大腿上，头正目闭，全身放松，吸气于胸中。家人两手握成空心拳，轻叩背部肺俞穴 30~50 下，同时抬手用掌从两侧背部由下至上轻叩 5 分钟。

叩肺俞穴可以舒畅胸中之气，有健肺养肺的功效，并有助于体内痰浊的排出，且可通脊背经脉，预防感冒。

还可以使用艾灸，用艾条灸肺俞穴 15 分钟，每天 1 次，能够温补肺气，增强人体免疫功能，预防和治疗多种肺病。灸时可连带身柱穴（在第 3 胸椎棘突下凹陷处）一起灸，先灸身柱穴，然后再分别灸左右肺俞穴，效果更好。

如果是风热感冒，咳嗽有黄痰，可用皮肤针敲打肺俞穴，敲出血来即可。

两类食物肺最喜欢

⊙ 白色食物补肺润燥

西方白色，入通于肺。

——《黄帝内经·素问·金匮真言论》

《黄帝内经》中认为，不同颜色的食物，对五脏的补益作用各有不同，其中"西方白色，入通于肺"。认为白色与肺相通，相应地，白色的食物就有养肺的功效。

《黄帝内经》中关于五色入五脏的理论有些抽象，但并非不符合科学。现代医学研究就发现，白色食物确实可以调理肺脏功能，提升肺脏免疫力。此外，白色食物一般脂肪含量低，所以很适合高血压、心脏病等心脑血管患者食用。

白色食物不仅能补肺气，还有清肺润燥止咳的作用。比如我们常吃的梨、冬瓜、藕、荸荠、百合、白菜、花椰菜、银耳、白萝卜等。

另外，有一部分中药，如杏仁、山药、百合、川贝母、西洋参、沙参、茯苓、玉竹、麦冬等也为白色，并且都是滋阴润肺、补肺的药食两用之物。

⊙ 适当吃辛能宣肺气

《黄帝内经》中说："五味各走其所喜"，"气味合而服之，以补精益气。"其中"辛入肺"，辛味有宣发的作用，与肺主宣发的性质相似，所以适当吃点辛味能帮助人体宣发肺气，比如因为肺气不宣所致的风寒感冒，用点辛味药宣通一下就好了。所以平时吃点辛味食物，可以防止治感冒，同时能开胃下食。

吃辛辣也要看季节，《黄帝内经》中说："四时五脏，病随五味所宜也。"就是说，随着季节的变化，饮食也应有变化。比如夏季炎热，我们一般会多吃苦味的食物来清热泻火，夏季本来就心火旺易导致肺虚，再多吃苦会助心气而制肺气，对肺更不利。此时不妨多吃点辛味，以避免心气偏亢，同时有助于补益肺气。

另外，民间有"冬吃萝卜夏吃姜，不劳医生开药方"一说。"夏吃姜"其实是很有道理的。姜味属辛辣的，对于补益肺气非常有益。不过，像芥末、辣椒等过于辛辣的食物，要适当控制，因为过于辛辣反会伤了肺气。

不过，中医所说的辛和我们平常所说的辣还不完全等同，辣属于辛，但辛味更广泛些，具有发散、行气作用的一般就是辛味了。辛味食物在三餐中以调料居多，如葱、姜、蒜、花椒、胡椒、辣椒、大料、陈皮、芥末等，此外，白萝卜、薄荷、荆芥、川芎等食物或中药也属于辛味。

要注意的是，吃辣不宜过度。《黄帝内经》中说："辛走气，气病无多食辛"，人体的"气"有多种，五脏六腑皆有气，如肝气、肾气、脾气、胃气、肺气等。辛味能散能行，能耗散正气，所以气虚之人不要多食辛味之物，以免更伤正气。像芥末、辣椒等过于辛辣的食物，不仅会伤肺气，而且容易使人上火长痘。另外，大便干燥者、肾阴虚盗汗、手心脚心发热者，以及患有痈肿疮疖、目赤内热、便秘或痔疮的患者，也都不宜食用辛味。

如今，在各大城市，川菜、湘菜大行其道，很多人也是喜食辛辣，无辣不欢，快活了嘴巴的同时，却让肺很受伤。这个是要引起注意的。

当然，身处不同的地域，吃辣的影响是不一样的。比如四川人、湖南人、贵州人常年爱吃辣，却不会出现伤肺的问题，这与气候有关。这些地区常寒湿，中医认为，辛辣入肺，能行气化湿，这些地区的人吃辣有助于祛除寒湿，反而能使身体平和。北方气候本来就干燥，若是再大量吃辣，就有害身体健康了。

⊙ 肺燥咳嗽别忙吃药，梨就有大功效

秋季天干物燥，容易伤肺阴，出现干咳的情况，很多人是一咳嗽就吃药，有时候也没弄清咳嗽是哪种情况，所以即使是吃了药也不一定管用。其实秋季干咳多半是肺燥，这类咳嗽没什么特效药，有时候咳起来会持续很长一段时间，但生活中一些常见的食物就能有很好的缓解作用，比如梨。

中医认为，梨味甘微酸，性凉，入肺、胃经，具有生津润燥、清热化痰的作用，常用于热病伤阴或阴虚所致的干咳、口渴、便秘等，此外，对于内热所致的烦渴、咳喘也很有效。特别是秋天吃梨，对缓解秋燥干咳有很好的作用。

用梨来缓解咳嗽，一般是煮着吃效果才好，而且最好是要带皮连核。因为梨核味属酸，梨肉味属甘，酸甘化阴，有利于养阴润燥；梨皮在煮熟后味苦性寒，可起到清肺热、通大便的作用。即所谓"酸甘化阴，苦能清热"。所以不管是用来缓解咳嗽还是预防秋燥，最

好都是把梨洗净后连皮带核切成块，一起煮。

当然了，根据不同的症状，也可以加点其他材料。

与葱、姜同煮

如果是在深秋季节，燥邪与寒邪往往相兼为患，侵袭人体，表现为干咳、流清涕。有此类症状的，在煮梨的同时可加入两三片生姜，五六段葱根，煮5~6分钟，吃梨喝汤，每天1~2次。葱根和生姜都性温味辛，有辛温解表的作用，可祛寒邪，与梨同煮，可协同起到祛除凉燥的作用。

与陈皮同煮

如果是咳嗽少痰，色黄或白，在煮梨时可加入一些陈皮，或白萝卜，能够起到润燥化痰、理气止咳的作用。

与乌梅同煮

对于干咳日久或程度较重者，可加入乌梅、甘草各10克，与梨同煮，吃梨喝汤。乌梅味酸，甘草味甘，与梨同煮，养阴润肺止咳作用增强，乌梅还有敛肺止咳功效。秋季当茶饮用，能养阴润燥，防治口、鼻、咽部及皮肤干燥。

与杏仁同煮

雪梨1个，银杏6枚(去壳取仁)，加冰糖少许，一起煮约20分钟。饮汤食梨和白果，隔天1次。适用于秋季燥咳频频、喘咳难愈者。

与百合同煮

有慢性气管炎、支气管炎者，可以取雪梨1个，去皮切碎，加百合20克、冰糖30克，隔水炖20分钟。常服有效。

与川贝同煮

热咳、黄色痰且厚者，可取雪梨 1 个（切块），川贝母 12 克，百合（干）20 克，陈皮 10 克，冰糖 30 克，放入炖盅内，加适量凉开水，盖上盖，隔水炖 2 小时食用。可生津润燥、清热化痰。

梨是凉性的，所以燥热咳嗽，用梨为宜。而如果是痰湿咳嗽，或者寒饮咳嗽，表现为咳嗽痰多，色白质稀，恶寒，大便不成形，此时煮梨水喝就不适宜了。

另外，梨性偏寒助湿，多吃会伤脾胃，所以脾胃虚寒者应少吃。梨有利尿作用，夜尿频者睡前也应避免吃梨。

⊙ 银耳滋阴润肺，秋冬要常备

《本草诗解药注》记载："白耳有麦冬之润而无其寒，有玉竹之甘而无其腻，诚为润肺滋阴之要品，为人参、鹿茸、燕窝所不及。"这里说的白耳就是银耳，既是滋补佳品，又是扶正强壮的补药。

中医认为，银耳味甘、性平，归肺、胃、肾经。具有滋阴清热、润肺止咳、养胃生津、益气和血、补肾强心、健脑提神、解除疲劳等功效。此外，银耳滋润而不腻滞，能补脾开胃，益气清肠，对阴虚火旺，不受参茸等温热滋补的病人是一种很好的补品。银耳还能增强人体免疫力，提高肿瘤患者对放疗、化疗的耐受力。

银耳属于药食两用之物，中医上常用于虚劳咳嗽、痰中带血、津少口渴、病后体虚、气短乏力。秋冬季节气候干燥，常食银耳有很好的润燥保健作用。

肺燥干咳

大米 30 克，水发银耳 30 克，煮沸后下入雪梨 100 克（切块后下），继续煮至粥成后食用。可润燥止咳，用于肺阴不足或放疗而致干咳、气短、消瘦、五心烦热、便秘尿黄等。

口干痰稠

水发银耳 30 克，小火煮 30 分钟，加入菊花 10 朵、冰糖少许，代茶饮。可用于肺阴虚损、口干舌燥、痰稠不利、咽喉肿痛等。

咽喉干痛

水发银耳 30 克，小火煮 15 分钟，加入胖大海 1 枚，继续煮 5 分钟，晾温后加入适量蜂蜜饮用。适用于咽喉干痛、大便干燥。

慢性支气管炎

水发银耳 30 克，冰糖适量，加水蒸 1 小时食用，对慢性支气管炎有调理作用，还可润肠通便。

银耳泡发后体积会增大很多，故每次的量不宜过大，5~10克即可。因为熟银耳若一次吃不完，很容易变质。另外，泡发银耳最好是用温水，冷水不容易泡开，开水泡则容易烫失掉营养。银耳泡开后要去掉黄色的根，然后将银耳撕成小片，煲煮起来更容易变黏。

银耳百合粥

【材料】百合 30 克，银耳 10 克，大米 50 克，冰糖适量。

【做法】1. 将百合洗净切碎，银耳用温水泡发后切碎。

2. 将百合、银耳与大米一同煮粥食用。

【功效】益气，养阴，润肺。适合儿童食用，可以预防和缓解天气干燥引起的咳嗽。

枸杞雪梨银耳甜汤

【材料】雪梨 1 个，银耳 10 克，冰糖 50 克，枸杞子适量。

【做法】1. 把雪花梨洗净切大片；银耳泡发，除去根；枸杞子洗净备用。

2. 锅中加水 2000 毫升，煮开后下入银耳，用中火煮 10 分钟。

3. 下入冰糖、雪梨和枸杞子，加盖用小火煮 1 小时左右即可。

【功效】滋阴润燥，养阴生津，补气调肺。适合呼吸道不适，如喉干咽痛、易感冒咳嗽者食用。

⊙ 赛人参的白萝卜

白萝卜是我们生活中最常见的蔬菜了，虽然其貌不扬，也不值钱，但是它的药用价值却是不能忽视的。俗话说"十月的萝卜赛人参"，人参是大补元气的，萝卜的补气作用自然也是不容小觑的。此外，像"冬吃萝卜夏吃姜，不劳医生开药方""萝卜一味，气煞太医""吃着萝卜喝着茶，气得大夫满街爬"等等，活脱脱描述出萝卜的养生治病价值。

白萝卜味甘辛，性凉，归肺、胃经，具有下气、消食、开胃健脾、顺气化痰、利尿通便等功效。可用于肺痿、肺热、便秘、吐血、气胀、食滞、消化不良、痰多、大小便不通畅等。

明代著名医学家李时珍对白萝卜也极为推崇，主张每餐必食，他在《本草纲目》中就说，白萝卜能"大下气、消谷和中、去邪热气"。认为白萝卜有消食、化痰定喘、清热顺气、消肿散瘀的功能。白萝卜对急慢性咽炎也有很好的治疗作用，可以缓解咽痛、咽干等症状，很多幼儿感冒时会出现喉干咽痛、反复咳嗽、有痰难吐等上呼吸道感染症状，这时多吃点爽脆可口、鲜嫩的白萝卜，不仅开胃、助消化，还能滋养咽喉、化痰顺气，有效预防感冒。

白萝卜生吃和熟吃功效有所不同。生吃可辅助治疗热病口渴、肺热咳嗽、痰稠等，煮熟食用则能润肺化痰。

吃萝卜时最好不要去皮，因为萝卜皮含有辣根素，可以消炎、杀菌，还有顺气、化痰、止咳的功效。

咽喉痛

白萝卜1根，洗净，连皮切碎，煮汤饮用，1天内分数次饮完。

流行性感冒

白萝卜250克，米醋适量，煮汤服用。

咳嗽痰稀

萝卜100克，生姜3片，陈皮10克，白胡椒5粒。煮熟饮汤，早晚各1次。适用于痰多及痰黏难以咳出。

咳嗽发热

梨1个，去核连皮切片，白萝卜半根切片，加适量冰糖一起炖食。适用于咳嗽伴有发热。

久咳不止

白萝卜半个，切片，清水煮熟，取汤待稍温后饮用。适用于咳嗽不止，难以入睡。

哮喘

白萝卜150克，荸荠50克，猪肺75克。白萝卜切块，荸荠、猪肺切片，三者加水煮熟，加少许盐调味食用。

腹胀停食、咳嗽痰多

取白皮萝卜1个，洗净，挖空中心，放入蜂蜜50克，放入大碗内，加清水煮20分钟，熟透即可食用。每天早晚各食用1次。适用于急性哮喘之痰多、黏稠以及咳痰不爽者。

白萝卜海带汤

【材料】海带30克，白萝卜250克，盐、蒜末、香油各适量。

【做法】1. 将海带用凉水浸泡12小时，其间换水几次，洗净后切成菱形片。把白萝卜放在凉水里浸泡片刻，洗净外皮，连皮切成细条状。

2. 将白萝卜、海带一起放进砂锅，加水足量，用大火煮沸后，改用小火煮到萝卜条酥烂，加盐、蒜末、香油，搅匀即可。

【功效】下气消食，顺气化痰，利尿通便。适用于咳嗽痰多、便秘、消化不良、大小便不通畅等。

萝卜益气汤

【材料】白萝卜200克，冬瓜200克，青菜心50克，葱、姜、植物油、盐各适量。

【做法】1. 白萝卜、冬瓜去皮洗净切块，青菜心择洗干净，葱切末，姜切丝。

2. 锅置火上，放入适量植物油烧热，下葱、姜爆香，将白萝卜、冬瓜入锅翻炒，加适量清水或高汤，大火煮沸后转小火慢炖。

3. 炖至白萝卜、冬瓜熟透后加青菜、盐略煮，撒上葱花即可。

【功效】清肺排毒，化痰止咳，利尿消肿，清热祛暑。可用于辅助治疗暑热口渴、痰热咳喘、水肿、痤疮、痔疮等。

⊙ 荸荠：生津润肺、利湿化痰

荸荠是一种不起眼的水果，但是它的药用功效却不容忽视。其味甘，性微寒，善清肺热而生津止渴，兼有润肠通便作用，主治热病烦渴、痰热咳嗽、咽喉肿痛、身热便秘等。中医常用荸荠捣汁，配合鲜芦根汁、鲜藕汁、梨汁、麦冬汁，做五汁饮，来治疗温热病伤津口渴、便秘等。

此外，荸荠中还含有防治癌症的有效成分，临床中多用于肺癌、食道癌，是很好的辅助治疗食品。平素脾胃偏热、胃津不足，常有便秘者，可将荸荠研粉，用蜂蜜水冲服，有一定的辅助疗效。

肺燥干咳

荸荠、梨各 200 克，洗净去皮，榨汁饮服，每天 1~2 次。可生津润肺，辅助治疗肺燥胸痛、干咳少痰。

积食咳嗽

荸荠、白萝卜各 200 克，洗净，切碎，水煎服，每天 1~2 剂。可消积化滞，适用于食积不消、脘腹胀满、儿童积食咳嗽。

痰热咳嗽

荸荠、海蜇（浸泡去盐）各 50 克，煎汤，分 2 次饮下，有清热化痰、消积软坚及降低血压之效。

咽喉肿痛

将荸荠洗净去皮，绞汁冷服，每次 150 克。

夏季发热咳嗽

荸荠、番茄各 200 克，洗净去皮切碎，放入榨汁机中榨取汁液，加入白糖搅匀饮用。可清热止渴、润肺止咳，最宜夏季发热咳嗽或秋燥咳嗽饮用。也可宽肠通便，用于便秘。

荸荠性寒，脾胃虚寒、大便溏泄和有血瘀者不宜食用。小儿消化力弱，除非发热不宜多食。

⊙ 生姜止咳化痰，风寒感冒的良药

生姜是生活中常用的调味品，但其功效可不只是调味这么简单。生姜也是一味很好的中药材，其味辛性温，有散寒发汗、化痰止咳、和胃、止呕等多种功效。

民间常用生姜加红糖煎汤，称姜糖汤，趁热服用，可以治疗风寒感冒轻症，也可以加入辛温解表剂中，增强发汗作用；如果直接用姜熬水服用，可解半夏、生南星的毒，还可以解鱼蟹毒，止呕吐，所以姜还有"呕家圣药"的称号。

咳嗽咳痰

生姜 30 克，饴糖 30 克，加水煎成浓汤，趁温热徐徐饮。可温肺润肺、化痰止咳，用于虚寒性咳嗽咳痰。

风寒感冒

紫苏叶 30 克，生姜 9 克。煎汤饮。可发汗、解表散寒，适用于风寒感冒。

体虚咳嗽

白萝卜 500 克，洗净晾干，切成薄片，加红枣 8 枚，姜 3 片，加水煮沸 20 分钟，去渣留汤，加入少许蜂蜜，再煮沸后饮用。可化痰止咳、补益五脏、消脂养颜。

滋阴润肺最有效的 5 味中药

⊙ 玉竹帮你清除体内虚热

古诗中我们常见到"葳蕤"这个词，比如唐诗三百首开篇张九龄的"兰叶春葳蕤"，葳蕤大多用来形容花很美，其实葳蕤本身也是一种植物，就是常用的中药玉竹，玉竹的花也是很美的。

不过作为药用部分的，是玉竹的根，玉竹具有养阴、润燥、除烦、止渴等功效，《本草纲目》将其称为上品，男女老少皆宜，其补益作用可与人参、黄芪相比。至于其功效，《本草正义》上说得很明确："治肺胃燥热，津液枯涸，口渴嗌干等症，而胃火炽盛，燥渴消谷，多食易饥者，尤有捷效。"所以历来中医都用以治疗热病伤阴、虚热燥咳、心脏病、糖尿病、结核病等。

除了养阴润燥，玉竹也具有保护心脏、血管的作用，能帮助身体清理垃圾、延缓衰老。古人称玉竹平补而润，兼有除风热之功，故常服玉竹能驻颜润肤、祛病延年。

阴虚肺燥咳嗽

玉竹 15 克，猪瘦肉 200 克，一同煮汤服食，也可加入百合（干）20 克。适用于阴虚肺燥咳嗽、久咳痰少，也可用于糖尿病。

慢性支气管炎

玉竹10克，川贝母10克，知母、枇杷叶各9克。水煎服，每天1剂。适用于慢性支气管炎干咳无痰者。

将玉竹同沙参、老鸭一起煲汤，很适合身体有虚热的人食用。

沙参玉竹老鸭汤

【材料】老鸭1只，玉竹50克， 北沙参50克，老姜3片，盐、料酒各适量。

【做法】1.老鸭洗干净，斩成块。锅里放冷水，放入鸭肉，加少许料酒，煮开后转小火，撇去浮沫，再煮3分钟，撇去浮油。

2.把洗干净的玉竹、沙参和姜片一起放入。

3.转小火煲2个小时，出锅时加盐调味即可。

【功效】滋阴清肺，养胃生津，除虚热。

风寒咳嗽、痰热咳嗽、脾虚便溏、痰湿气滞者不宜服用玉竹。

⊙ 川贝母蒸梨，肺热咳嗽才可用

许多治疗咳嗽的中成药，如秋梨膏、川贝枇杷露等都少不了川贝母。川贝母性味苦、甘，性凉，归肺经，具有止咳化痰、清热散结、润肺的功效，用于热症咳嗽，如风热咳嗽、燥热咳嗽、肺火咳嗽等。

川贝母药性平和，所以很适合儿童止咳之用。很多人在孩子咳嗽时会想到用川贝母蒸梨来缓解，这里要提醒一下，川贝母蒸梨并非适用于所有咳嗽，如果春季感冒咳嗽属湿咳，是由感受风寒引起，咳嗽有痰，便不能用川贝母止咳，因为川贝母性凉，梨也性凉，用它蒸梨无异于"雪上加霜"， 川贝母蒸梨只适用于久咳无痰的肺热型咳嗽。而且在蒸梨的时候时间不要太长，否则川贝母的止咳成分会损失掉。

小儿风热咳嗽

雪花梨1个，去核掏空，放入川贝粉5克、冰糖3粒，加少许清水，盖上梨盖，大火蒸30分钟，连梨带汤一起食用。适用于小儿风热咳嗽。

肺热咳嗽

川贝母、知母各9克，研末，每天2次，每次服用3克。适用于肺热咳嗽、痰稠难出。

风热感冒咳嗽

川贝母10克，用冷水浸泡1小时后取出，雪梨1个洗净切片，与100克粳米同煮粥，加入适量冰糖食用。可止咳化痰，适用于风热感冒咳嗽。有气喘的，可再加杏仁10克。

服用川贝母期间忌食辛辣、油腻食物。寒性咳嗽、脾胃虚寒、体有痰湿者不宜服用。

⊙ 咽干舌燥喝杯沙参茶

沙参是治肺虚热咳的要药，其性凉，味甘，归肺、胃经，具有清热养阴、润肺止咳的功效。主治气管炎、百日咳、肺热咳嗽、咳痰黄稠。中医上常将沙参与川贝母、麦冬等配伍，用于阴虚肺燥或热伤肺阴所致的干咳痰少、咽喉干燥、大便干结等。

沙参具有滋阴生津、清热凉血之功，很多肺癌患者放疗、化疗期间会有血枯阴亏、肺阴虚或者气阴两虚、津枯液燥的症状，此时若能配合使用沙参，对缓解症状、调理身体、补益正气具有较好的作用。

要注意的是，沙参分南、北两种。南沙参粗大，质较疏松，功效较差，专长于入"肺"，偏于清肺祛痰止咳；北沙参形细长，质坚疏密，功效较佳，专长于入"胃"，偏于养阴生津止渴。所以用来治肺虚热咳，要选南沙参为好。另外，南沙参也可用鲜品，清肺热之功非常好，多用于肺虚有火、咳嗽痰多。

沙参最简便的用法就是用来泡茶喝，取南沙参9克（切片），加冰糖适量，沸水冲泡后频频饮服，对肺虚热咳、口干舌燥有很好的缓解作用。

干咳无痰

南沙参9克，麦冬6克，甘草3克。用沸水冲泡，代茶饮服。有强壮止咳作用，适用于慢性支气管炎之干咳无痰或痰少而黏。

阴虚久咳

南沙参、麦冬、杏仁和川贝母各10克，水煎取汁服用。适于肺阴亏虚、咳久痰少、痰黏难咳、咽干口燥、手足心热、舌红等。

气虚久咳

沙参50克，玉竹、莲子、百合各25克，同鸡蛋1个（连壳）一起下锅，同炖半小时，取出鸡蛋除壳，再同炖至药物软烂，食鸡蛋饮汤，可加糖调味。可滋阴清热、润肺止咳，用于气虚久咳，肺燥干咳，见咳嗽声低、痰少不利、体弱少食、口干口渴等。

沙参有淡淡的药味，用来炖肉煮汤，不仅风味独特，还可滋阴润肺、止咳，容易上火、咽干咽痛的人，可以经常服用。

沙参百合润肺汤

【材料】北沙参 15 克，百合 30 克，无花果 5 个，猪瘦肉 150 克，陈皮 1 片，盐适量。

【做法】1. 将无花果洗干净，对半剖开。

2. 猪瘦肉洗净，切片，焯水；北沙参、陈皮、百合洗净。

3. 将所有材料（盐除外）一起放进已煲沸的水中，继续用中火煲约 2 小时，加少许盐调味，即可食用。

【功效】北沙参、百合和无花果都有养阴润肺、润燥清咽的作用，猪瘦肉滋阴、行气、健脾，陈皮燥湿化痰。此汤可养阴润肺、止咳、保护声带，还有通畅大便、预防便秘的功效。

⊙ 咳嗽咽痛，桔梗消除不适

肺热上火，或者受风寒风热之后，很容易出现咽喉肿痛，这时，不妨来点桔梗缓解。桔梗性微温，味苦、辛，归肺经，具有宣肺、利咽、祛痰、排脓的功效。《名医别录》记载桔梗"利五脏肠胃，补血气，除寒热、风痹，温中消谷，疗喉咽痛"。除了用来缓解咽痛，对咳嗽痰多、胸闷不畅、音哑等都有一定的疗效。

桔梗也是性质平和之药，很适宜泡茶饮用。将桔梗、甘草各 100 克一同研成末，装入小茶包中，每包 10 克，每天取 1 包泡茶用，可化痰止咳、宣肺降气。

咽痛

桔梗 6 克，薄荷、牛蒡子各 9 克，生甘草 6 克。水煎服，每天 1

剂，连服3天。

风热咳嗽

桔梗6克，桑叶7.5克，菊花3克，杏仁6克，连翘5克，薄荷2.5克，甘草5克。水煎服，每天1剂，连服3天。

热咳痰稠

桔梗6克，桔梗叶9克，桑叶9克，甘草3克。水煎服，每天1剂，连服3天。

急性支气管炎

桔梗、炙甘草、百部根各10克，水煎服。每天1剂，分2次服。

肺炎

桔梗15克，鱼腥草36克。水煎服，每天分3次服完。

咽炎

桔梗6克，薄荷、牛蒡子各9克，生甘草6克。水煎服，每天1~2次。

胃及十二指肠溃疡者慎服桔梗。每次服用桔梗不宜超过15克，用量过大易致恶心、呕吐。

⊙ 麦冬既能润肺养阴，又可益胃生津

麦冬性甘寒质润，有滋阴之功，能养阴生津，润肺清心，既擅长清养肺胃之阴，又可清心经之热，是一味滋清兼备的补益良药。常用于肺燥干咳、虚痨咳嗽、津伤口渴、心烦失眠、肠燥便秘等。《本草汇言》记载："麦（门）冬，清心润肺之药也。主心气不足，惊悸怔忡，健忘恍惚，精神失守；或肺热肺燥……"

除了养阴润肺，麦冬清心除烦、益胃生津的功效也很明显。慢性

胃炎属胃阴不足者、心慌心悸者、血压过低者均可泡水常饮。此外，麦冬还具有一定的降低血糖、提高机体免疫力的作用，所以糖尿病患者可在医生指导下常饮麦冬茶。

肺热咳嗽

麦冬15克，杏仁6克。煎汁代茶饮用，可宣肺止咳、养阴生津，适用于肺热干咳。

阴虚燥咳、咯血

麦冬、天冬、川贝各9克，沙参、生地黄各15克。水煎服。

百日咳

麦冬、天冬各20克，鲜竹叶10克，百合15克。水煎服。

麦冬性寒，如因脾胃虚寒，而见有腹泻便溏、舌苔白腻、消化不良者，均不宜服用。

外感风寒咳嗽者、孕妇、大便溏稀者也不宜多用麦冬。

养肾如养命，肾好命就长

　　中医认为，肾是"先天之本""生命之源"，就像是人体的发动机，为生命提供源源不断的动力。然而，现代生活中有很多因素都在耗损我们的肾精。

　　肾精消耗过度，会累及全身，动摇健康的根基，所以养肾其实就是在养命，肾养好了，生命之树才能长青。

肾好不好，先看这几个信号

肾病是容易被忽略的疾病，尤其是在肾病早期时，常被误诊成亚健康或其他不适。当发现肾脏异常时，往往肾已经"病重"。所以肾病一定要早发现、早治疗，《黄帝内经》就为我们总结了不少肾病的早期信号。

信号一：精神不振、浑身无力

《黄帝内经》认为，肾藏精。肾精可化生为肾气，肾气是人体的原动力，肾气足则精神好、身体强健。如果肾不好，肾精流失，肾气不足，就容易出现精神不振、浑身无力的现象。

信号二：腰痛、腰酸

肾脏位于人体脊柱两侧的腰部，如果出现腰痛或腰酸，排除肌肉组织劳损、骨骼疾病，有可能是肾脏出了问题。

信号三：耳鸣、听力减退

《黄帝内经·灵枢·脉度篇》中说："肾气通于耳，肾和则耳能闻五音矣。"如果有耳鸣、听力减退等症状，多是肾虚的表现。有些人上了年纪，容易出现耳聋的情况，就跟肾气衰退有关。

信号四：性能力下降

肾藏精，主生殖。如果肾不好，容易导致精气流失，男性会出现遗精、滑泄、阳痿、早泄，女性则会出现带下过多、崩漏、月经不调、闭经，以及自汗、盗汗等。

信号五：水肿，尿多、尿频、尿失禁

《黄帝内经·素问·上古天真论》中说："肾者主水。"肾具有控制和调节水液的作用，如果肾出问题，人体就不能及时将水气化，就会产生水肿、尿多、尿频、尿失禁等问题。

信号六：畏寒怕冷

人体的阳气就像天上的太阳一样重要，具有温煦人体的作用，如果人体阳气不足，就会出现畏寒怕冷的现象。肾是阳气产生的根源，如果总是畏寒怕冷、手脚冰凉，就要考虑是不是肾阳虚了。

信号七：头发少、容易干枯或少白头

中医有"发为肾之华、血之余"的说法。肾精充足，头发自然乌黑茂盛；如果肾出了问题，肾精不足，头发就会稀疏干枯，容易变白、脱落。

信号八：牙齿松动、骨质疏松

《黄帝内经》里说，肾主骨。肾有掌控骨骼生长的功能，如果肾好，肾精充足，人体骨质就能得到很好的滋养，骨骼发育良好，牙齿坚固。如果肾精不足，就容易出现牙齿松动、骨质疏松等现象。不少老年人容易骨折，跟肾精流失、肾气衰微有关。

信号九：容易气喘

肾主纳气，有摄纳肺所吸入清气的功能。如果肾功能出现异常，容易出现呼吸表浅，或呼多吸少、动则气喘等表现，也就是"肾不纳气"。

信号十：记忆力减退

中医认为，肾生髓，脑为髓之海。一个人肾好，肾精就充足，大脑能得到充分的滋养，从而使人头脑发达、精力充沛、记忆力变强。反之则记忆力减退，变得健忘。

5 种生活习惯让肾压力大

肾对于我们的健康十分重要，我们一定要好好地保养它。然而，在日常生活中，一些不经意的行为或不良习惯，却会使肾受伤，如熬夜、吸烟、喝酒、滥服药物等。要养好肾，就要"戒掉"这些不好的行为或习惯。

⊙ 不爱喝水，肾脏排毒压力大

很多人对喝水都没多大兴趣，甚至不觉得它重要，或者是口渴了才想到喝水，有些人甚至就是以饮料来代替水。这样很容易伤害肾。

我们体内新陈代谢的废物主要是由肝脏和肾脏处理，人体每分钟会有 1~2 升的血液经过肾脏，因此，肾脏接受的废物远远多于其他脏腑器官。

肾脏最重要的作用是负责调解人体内水分和电解质的平衡，代谢生理活动所产生的废物，并通过尿排出体外，肾在进行这些功能活动的时候，需要足够的水分。

还有很多人喜欢喝饮料、咖啡等，咖啡芳香浓郁，提神醒脑。加班熬夜的时候是不可少的。适量饮用咖啡可提神醒脑，还有开胃助食，利尿除湿、活血化瘀、抗氧化、延缓衰老、减肥的作用，但是过量饮用则会伤肾，导致肾气不固，而出现耳鸣、心脏功能亢进等。因为咖啡是采用经过烘焙的咖啡豆制作的饮料，咖啡豆含有大量的咖啡因、脂肪和糖分，经常饮用还会加重肾脏的负担。

⊙ 工作压力大，肾的压力也很大

长时间工作后，我们都会有疲劳的现象。疲劳是人体在学习或工作以后，效率下降的一种现象。这种疲劳分为生理疲劳和心理疲劳，工作压力大给我们带来的通常是心理上的疲劳。这种疲劳，中医里称之为"劳神"，指的是思考、谋虑、记忆等不注意劳逸结合。

中医认为，劳神久则耗伤心血，损伤心神，且能影响肝的疏泄与脾的运化功能，出现心悸、健忘、失眠多梦，头昏目眩、急躁易怒、食欲不振等。肾是藏精的器官，包括藏生殖之精，主管人的生育繁殖及藏五脏六腑之精。心、脾之精受损，继而会累及肾，影响到肾藏精的功能。长期压力大，就容易使肾精过度耗损而出现肾虚的情况。

很多人因为压力过大，脾气也变得很差，动不动就发火，尤其是在夏天的时候，一点儿小事就能让人变得很暴躁。《黄帝内经》里说"怒伤肝"，其实，经常发怒不仅伤肝，还伤肾。

《黄帝内经·灵枢·本神》中就提到："肾，盛怒而不止则伤志，志伤则喜忘其前言，腰脊不可以俯仰屈伸，毛悴色夭，死于季夏。"

意思是说，肾藏志，如果大怒而不能止住怒气，就会伤害到"志"。"志"伤，那么人的精神也会变得迷乱而不能自已，从而出现胡言论语、话说完就忘掉的情况，还会出现腰脊酸软无力、不能俯仰屈伸、面色憔悴、头发干枯等现象。

⊙ 恣情纵欲，肾精亏损

因而强力，肾气乃伤，高骨乃坏。

——《黄帝内经·素问·生气通天论》

《黄帝内经·素问·生气通天论》中说："因而强力，肾气乃伤、高骨乃坏。"意思是说，勉强用力，会使肾气受伤，腰间脊骨就会败坏。其中，"强力"既包括劳力过度，也包括房事过度。

肾藏精，其中包括主管生殖的先天之精。先天之精与生俱来，"管理"人的生殖功能。这里所说的生殖功能不仅包括生育能力，还包括与生育有关的房事。

中医认为："房中之事，能生人，能煞人。譬如水火，知用之者，可以养生；不能用之者，立可尸矣。"房事如果运用得当，可以养生。但如果太过则会伤肾。肾主藏精，主骨生髓，房事过度可使人肾精亏虚，出现腰膝酸软、头晕耳鸣、倦怠乏力、面色晦暗、反应迟钝等症状。

恣情纵欲会损伤肾阳

《黄帝内经·素问·厥论》中说："前阴者，宗筋之所聚，太阴、阳明之所合也。春夏则阳气多而阴气少，秋冬则阴气盛而阳气衰。此人者质壮，以秋冬夺于所用，下气上争不能复，精气溢下，邪气因从之而上也。气因于中，阳气衰，不能渗营其经络，阳气日损，阴气独在，故手足为之寒也。"

通过上述这段话，我们可以得知，如果年轻人仗着自己年轻壮实，在秋冬阳气不足的时候不知道节欲保养，恣情纵欲，就会损伤肾阳。若脾胃生化的后天之精补充不及时，时间长了就容易出现肾阳虚、肾气不固，造成滑精等症状。肾阳就像太阳，对人体有温煦的作用，身体肾阳不足，寒邪就会乘虚而入，使人手脚冰凉。

此外，《黄帝内经·素问·痿论》中还说："思想无穷，所愿不得，意淫于外，入房太甚，宗筋弛纵，发为筋痿，及为白淫。"意思是说，不断地胡思乱想但又不能实现愿望，可使人的意志薄弱，而房事太过更伤脏腑，容易造成阳痿、滑精、带下等病症。

综上所述，节制房事是养肾护身的主要内容之一。古代养生家也强调"善养生者，必宝其精"。合理地节欲，可以养肾保精，有益于身心健康。

酒后行房最伤肾

《黄帝内经·素问·上古天真论》中说："今时之人不然也，以酒为浆，以妄为常，醉以入房，以欲竭其精，以耗散其真，不知持满，不时御神，务快其心，逆于生乐，起居无节，故半百而衰也。"

这段话是说，有的人不注意养生，而是把酒当成饮料来饮，嗜酒无度；在性生活上不加节制，甚至酒后肆意行房，而使真气耗竭，从而损伤肾气。其实，简而言之，就是要酒后禁欲。因为饮酒后人精神兴奋，不能守持，会恣欲无度，很容易使肾气、阴精过度消耗。正如唐代孙思邈在《千金要方》中所说："醉不可以接房，醉饱交接，小者面黯咳喘，大者伤绝脏脉损命。"

⊙ 饮食不节、重口味，爽了嘴巴却伤了肾

民以食为天，吃是我们日常生活中必不可少的一件事。但是，吃也是一门学问。《黄帝内经·素问·上古天真论》中提出"食饮有节"，饮食要有所节制，讲究吃的科学和方法，这样才能使身体健康。然而，生活中能做到"食饮有节"的人并不多，如经常应酬，过量食用肥腻、辛辣食品；夏天的时候很多人贪凉而过量喝冰镇饮料、吃冷食；暴饮暴食、饮食不规律，等等。

食饮不节会导致肾虚

《黄帝内经·素问·经脉别论》中说："饮入于胃，游溢精气，上输于脾，脾气散精，上归于肺，通调水道，下输膀胱。水精四布，五经并行，合于四时五藏阴阳。"食物进入胃后，胃将食物消化吸收，并将营养物质输送到脾，脾进一步加工，使营养物质变成气血精微，然后运送到肺部，肺再将这些气血精微向下分配，输送到各个脏腑、组织和经络。

肾主藏精，"精"包括先天之精和后天之精，先天之精与生俱来，后天之精来源于脾胃，先天之精需要后天之精的补充，这样才能保证肾精充固，功能正常。饮食不节会使脾胃受伤，摄入的水谷精微不足，那么肾中的先天之精缺少后天之精的补充、滋养，肾精不足而生病。

辛辣食物吃得太多，苦了脾胃和肾

吃了辛辣食物，很容易"上火"，因为辛辣食物大多属于温燥之品，过量食用会消耗人体大量的阴津。肾阴是人体阴津之根本，当人体阴津被过度消耗，就会影响人体的阴阳平衡，使人出现肾阴虚的情况。阴虚则内热，因此很多人过量食用辛辣食物之后通常都会出现口干

咽干、口腔溃疡等"上火"的现象。

另外，辛辣食物对脾胃、肾都有着不同程度的刺激，还会加重脾胃、肾脏的负担，并进一步影响到脾胃和肾的功能，导致胃痛、胃炎等不适。患有肾病的人尤其不宜吃辛辣的食物，以免加重肾脏负担，引发肾功能的进一步损伤。

⊙ 久坐不动，累及肾脏

现代社会，大多数人都是整天坐着工作至少 8~10 个小时，工作之外，吃饭、看电视、听音乐、玩手机等，基本上都是在坐着。然而，这被忽视的久坐却是健康的"杀手"，不仅会导致肩周炎、颈椎病、静脉曲张、腰椎间盘突出、前列腺炎、盆腔炎等，也会伤肾。

中医之所以认为"久坐伤肾"，是因为长时间坐着不动，使人体腹腔承受巨大的压力，腹腔和下身的血液循环手足，人体的整个气血运行都会受到牵连，这样肾就得不到足够的气血温煦、滋养，功能就会下降，甚至引发一系列健康问题。

《黄帝内经》中说"肾开窍于二阴"，包含了肾与膀胱相表里的意思。肾是"作强之官"，肾精充盛则身体强壮，精力旺盛；膀胱是"州都之官"，负责贮藏水液和排尿。它们一阴一阳，一表一里，相互影响。人如果长期久坐，会压迫膀胱经，造成膀胱经气血运行不畅，膀胱功能失常，从而引发肾功能异常。

人如果长期久坐，最受伤的当属腰部，因此腰痛也是许多上班族、电脑族的老毛病。中医认为，肾主骨生髓，脑为髓之海。久坐会导致气血经络受阻、代谢物质排泄缓慢，当气血瘀滞、毒素堆积在腰部时，就会产生腰部肿胀、酸痛、麻木等症状。

骨骼、脑髓都离不开肾的支持，而久坐使人体气血运行不畅，肾得不到足够的滋养而功能下降，这也就使得久坐之人的腰痛症状加剧。另外，久坐的人经过持续而长时间的脑力劳动，会影响到"髓"，从而加剧腰痛。

与外伤引起的腰痛不同，久坐伤肾所引起的腰痛找不到固定的点，只是泛泛的、绵绵的疼，而且让人感觉酸软，甚至全身疲乏。对于这种腰痛，需要进行按摩、热敷才能得到缓解。

遇事莫惊恐，否则易伤肾

> 恐伤肾，思胜恐。
>
> ——《黄帝内经·素问·阴阳应象大论》

《黄帝内经·素问·本神》中说"恐则气下，惊则气乱"，"恐惧不解则伤精，精伤则骨疫痿厥，精时自下"。

中医认为，肾在志为恐，过恐易伤肾。"恐"就是恐惧、害怕，是人体的一种本能反应。人之所以会产生恐惧感，就是要让身体对当前遭遇的威胁采取措施，远离伤害。正是因为有了惊恐反应，人们在遇到危险时才能及时逃避，做好自我保护。

但是，对于人体来说，七情也不可太过，倘若惊恐过度或是恐惧持续时间过长，超过了人体所能调节的程度，那很可能就要导致疾病了。惊恐最直接的伤害就是会导致肾气耗损、精气下陷、升降失调，出现大小便失禁、遗精、滑泄、早产等病症，严重的还可丧命。

《三国演义》中张飞长坂坡怒吼吓死夏侯杰的故事，可谓是恐惧致人死亡的经典案例。夏侯杰因为受到过度惊吓，肾气骤然受损，必然累及脏腑，从而引发心跳加速、肺气不足，以至窒息而死。

日常生活中也有这样的例子，比如某人因为害怕过度，或者突然受到惊吓，就会出现小便失禁的情形。

有时候惊恐是避免不了的，当出现惊恐时，我们也可以想办法平抑一下。《黄帝内经》中就提出了很好的解决方法，那就是"思胜恐"。"思"是一个认知的过程，能约束各种感情的思维活动。当人感到恐惧时，静下来思考，或是听听别人的建议，就能使神志清醒、思维正常，消除恐惧心理。

很多事情，很多时候，只要静下心来思考一下，就会发现并没有什么可怕的，或者很快就能想出应对的办法，自然就不再恐惧了。

每天都能做的养肾小运动

⊙ 耳朵是"外肾"，常揉效果让你意想不到

中医认为，耳是"肾"的外部表现，"耳坚者肾坚，耳薄不坚者肾脆"，耳朵组织是否丰满在一定程度上反映了人的肾气是否充盈。

同时，耳朵与肾有着千丝万缕的联系，在耳朵上有对应肾的反射区和穴位，经常刺激耳朵上的反射区和穴位，可以疏通经络，增强肾功能，提高人体免疫力。

刺激耳朵可采用以下几种方式：

1.拉耳垂

双手拇指、食指分别捏住同侧耳垂，然后往下牵拉，再放手，使耳垂有上弹的感觉。反复拉耳垂3~5分钟。手法由轻到重，牵拉的力量以不痛为度。

2.拉耳尖

双手拇指、食指分别捏住耳廓的最高处，也就是耳尖部位，向上牵拉，使耳廓有向下弹的感觉。反复牵拉3~5分钟。力度以感觉不痛为宜。

3.揉搓耳朵

用双手手掌从面颊方向向后揉搓耳朵，再从后向面颊方向揉搓。一前一后反复揉搓耳朵30次。接着用手掌上下揉搓耳朵30次。用同样的方法揉耳背。

4.拉耳屏

双手拇指、食指分别放在耳廓的前后，中指在耳廓前面并按住耳屏，然后向外提拉耳屏。反复牵拉3~5分钟，力度以感觉不痛为宜。

5.鸣天鼓

双手手掌分别紧贴于耳部，掌心将耳孔盖严，用拇指和小指固定，其余三个手指一起或分指交错，叩击头后枕骨部，即脑户穴、风府穴、哑门穴，使耳中"咚咚"鸣响就像击鼓一样。

6.摩耳轮

双手拇指、食指沿着耳轮上下来回推摩，直至耳轮充血发热。推摩的时候注意力度，以不感觉耳朵被撕扯为宜。

7. 摩全耳

双手手指并拢，轻轻摩耳朵，从耳正面到耳背，如此反复 5~6 次。

⊙ 换个方式走路，前列腺问题没有了

在公园散步或游玩的时候，我们常能看到一些人用踮着脚跟走路的形式来锻炼身体。踮脚看似一个很简单的小动作，经常进行却有很好的补肾作用。

早在古代，就有注重养生保健之人注意到下肢血液循环的重要性，"八段锦"保健操就有助百病消的踮脚运动。

在人体的大腿内侧，有三条阴经通过，分别是足太阴脾经、足厥阴肝经、足少阴肾经。经常踮脚走路，通过脚尖着力，拉扯腿部肌肉，可对这三条阴经形成刺激，促进这三条经脉的气血运行，从而有利于激发或升发中气，发挥补肾固元、填髓益精的作用。

另外，经常踮脚还可促进下肢血液循环，保证气血循行顺畅，使肾脏得到充足营养的滋养，从而增强盆底肌肉的强度，提高性功能。

踮脚运动的方法很简单，下面介绍三种：

（1）双脚并拢着地，用力抬起脚跟，然后放松，重复 20~30 次。下棋、打牌、用电脑或者久站的时候，每隔 1 个小时就进行踮脚运动 1 次，可促进下肢血液回流，保证肾脏气血充盈。

（2）平时走路的时候，也可以有意识地踮着脚跟走路。方法为：背部挺直，前胸挺起，提臀，同时提起脚跟，用前脚掌行走。每天坚持踮脚走路 100 步左右，就能起到很好的健身养肾作用。

（3）男性小便时踮起脚跟，有助于保障生殖系统健康，增强肾

功能。方法为：小便时，两脚并拢，提起脚后跟，十个脚趾用力抓地，同时提肛收腹，肩膀略微下沉。经常做，有利于改善前列腺炎、前列腺增生等问题。

踮起脚跟走路有一定难度，尤其对于老年人来说，一定要循序渐进，一开始练习时最好身边有帮扶物。长期坚持，每次不可过量，中间可以走走停停，累了就休息；患有重度骨质疏松的人，不建议踮脚走路。

如果踮着脚跟走路后感觉前脚掌疼痛，说明运动过量，应酌情减少运动量，并且每晚睡觉前最好用热水泡泡脚，按摩一下前脚掌，以使脚部放松，缓解疲劳。

⊙ 贴墙蹲，快速提高肾功能

贴墙蹲是一个动作简单而又效果显著的健身方法，它有很好的强肾作用，肥胖者经常练习，也能起到减肥的作用。

在做贴墙蹲之前，可以先做一下原地试蹲。原地缓缓下蹲上起，下蹲时脚掌或脚跟不要离地，蹲至大腿与小腿相贴，然后上起站直身体。如果原地下蹲感到很困难，例如膝关节疼痛，就先不要练习蹲墙。试蹲也可以作为热身。

如果感到难度不大，就可以尝试贴墙蹲了。步骤如下：

（1）先找一面比较光滑的墙壁或者门，如果是粗糙的墙壁，不小心可能会擦伤鼻子。

（2）调整距离。一是调整脚与墙壁的距离，二是调整两脚之间的距离。脚与墙的距离近一点，难度就大一些；双脚分开一点，蹲起来就容易一些。刚开始练的时候双脚可以分得开一些，站得离墙远点，慢慢调整到既能够蹲下去又略感吃力为宜。

（3）找下蹲和上起。准合适距离以后，面向墙壁，略收下颏，下蹲再上起。下蹲时大小腿相贴，上起时身体完全站直，膝盖不要前倾，目视正前方。下蹲并上起为一次，开始阶段每次可蹲起 20~50 次。

（4）增加强度。熟练以后，可以逐渐增加蹲墙的次数和难度。每次蹲墙的次数从 50 增加到 100、200 甚至更多，双脚尽可能离得更近一些。

（5）结束练习。蹲墙完毕以后，微闭双眼，两手重叠在小腹上，按逆时针方向缓缓转动 20 下，然后安静片刻，再睁开眼睛，走动放松，结束练习。

练习贴墙蹲要注意以下几点：

（1）蹲墙的时候要集中精神，要把注意力集中到身体上，不要思考别的问题。

（2）要循序渐进，不要求快、多、难，以练习后以不感到力乏为宜。

（3）要保持头部中正，略收下颏，宁可拉开距离降低难度，也不要动作变形。

（4）要注意蹲墙过程中的放松。上起时由头部带动上起，站直的一刹那注意下肢放松，站直以后停留片刻再下蹲，有一个松紧转换的空隙。

（5）贴墙蹲会使身体很快发热，所以蹲前要先调整好衣物，蹲完后若身体发热，不要立即脱掉衣服。

⊙ 经常提肛，留住"性福"

随着岁月的流逝，衰老是每个人都无法避免的，女人害怕衰老，男人也有烦恼。《黄帝内经》中说"男子……五八，肾气衰，发堕齿槁"，男人一旦步入中年，身体就开始走下坡路，再加上工作、生活上的压力，应酬、休息不足等元素，便秘、痔疮、性冷淡、性功能障碍等就会接踵而至。这不仅会影响到生活和工作，对男性的自尊心与自信心都是重创。男性要保住"性福"，留住青春，可多做提肛运动。

提肛强肾，并非新鲜事儿，明朝就有人提出"谷道宜常撮"的养生理念，"谷道"即肛门，经常提肛有利于中气的提升。古人也将提肛运动视为"回春术"。因为肛门附近汇集了督脉、任脉、冲脉三条经脉，且位于肛门附近的会阴穴是这三条经脉的起始点。其中，督脉主管一身阳气，任脉掌管着人体的血，冲脉掌管着人的性。经常做提肛运动，就相当于刺激了这三条脉络，能保持身体阴阳平衡，从而保证肾气、肾精的充足。

提肛就是有规律地向上提收肛门，以充分收缩骨盆肌肉，使前列腺部位的软组织得到锻炼。

提肛运动的方法如下：

（1）两腿自然分开，与肩同宽，双手并贴大腿外侧，两眼正视前方，双臂放松，以鼻吸气，缓慢匀和。

（2）集中注意力，收紧腹部，慢慢呼气，同时向上提起肛门，肛门紧闭，小腹部用力向上收缩，屏住呼吸，保持肛门上提状态3~5秒钟。

（3）全身放松，调整呼吸，腹部和肛门要慢慢放松。重复进行以上步骤5~10分钟。

提肛运动可以坐着进行，也可以站着进行，没事的时候或者是工作累的时候，都可以做提肛运动。凡事贵在坚持，提肛养肾并非一朝一夕的事儿，应持之以恒、循序渐进，最好每天坚持做2次，每次10分钟左右。经常做提肛运动，可改善尿频、尿失禁、下腹胀痛、前列腺充血或前列腺炎等。对男性来说，有规律地收缩肛门，是对前列腺有效、温柔的按摩，对于预防和辅助治疗前列腺疾病很有帮助。对于女性来说，缩肛运动可以强化耻骨尾骨肌，经常锻炼这部分肌肉，可以增强女性对性生活的感受，更容易获得性高潮。

还有一些中老年人一打喷嚏就会出现漏尿的情形，练习缩肛一段时间之后，就不会出现这种现象了。

调好经络，肾气足、少生病

经络是人体运行全身气血、联络脏腑、沟通上下内外的"江河沟渠"，《黄帝内经》中说经络能"决死生，处百病"。穴位是脏腑在经络上的反应点，经气输注于体表的部位，经常刺激相应的穴位，可以起到防病治病的作用。

⊙ 常揉肾经，肾气足，少生病

足少阴之脉，起于小指之下，斜走足心，出于然谷之下，循内踝之后，别入跟中……贯脊属肾，络膀胱。

——《黄帝内经·灵枢·经脉》

　　肾经是十二经络之一，全称是足少阴肾经。起于脚趾下，终于舌根部，内属于肾，故肾经与肾功能的强弱有着千丝万缕的联系。只要适当地刺激肾经及其穴位，就可以达到养肾强肾的效果。可以说，肾经就是我们随身携带、随时能用的养肾方。

　　很多人记不住或者找不准穴位，那也没关系，这里推荐给大家一种简单的刺激经络的方法，叫做揉经络，就是顺着经络的大致走向按揉，揉的过程中实际上就对穴位起到了刺激作用。这种方法不受

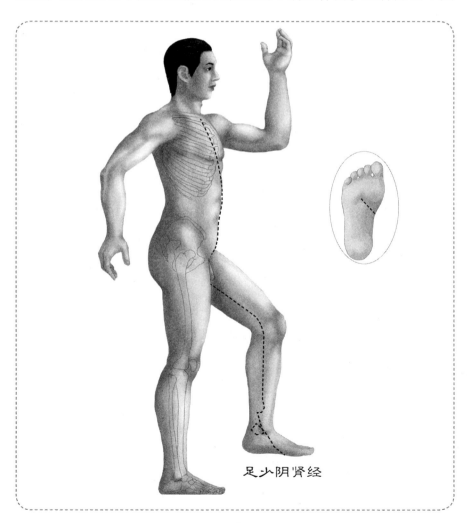

足少阴肾经

环境与场地限制、简便易学、省时，而且行之有效，防病治病都可以。

对于养肾来说，揉肾经是比较简单的方法，肾经位于下肢内侧和胸腹部，按揉起来也比较方便。

揉肾经时我们可以把肾经分为两段，即胸腹部和下肢部，分别揉。

胸腹部一段可用三指（食指、中指、无名指）并拢从上往下按揉。从俞府穴到步廊穴，可宁心安神，缓解抑郁、胸闷、咳嗽等症状。从幽门穴到肓俞穴可排出腹中浊气、调节肠胃功能。从肓俞穴往下推至横骨穴，能防治生殖系统方面的疾病。

下肢内侧一段，可手握空拳，沿着经络从上往上下滚揉，重点穴位可用拇指加力按揉，以感到穴位处酸胀为宜。

揉经络想要起到好的效果，还需要注意一个时间问题，也就是什么时候揉。中医把十二经络与十二时辰相对应，认为每个时辰有一条经络当令，也就是这条经络在此时段经气最旺。肾经经气旺在酉时，即傍晚 5 点 ~7 点，所以此时当为按揉肾经的最佳时间。

上班的人酉时正值下班高峰，揉肾经不太现实，在下班路上，无论是行走还是乘车，都可以多做十趾抓地的动作，以刺激涌泉穴，达到保健目的。

⊙ 涌泉穴，肾气的源泉，养肾防病第一穴

肾出于涌泉，涌泉者足心也，为井木。

——《黄帝内经·灵枢·本输》

足少阴肾经起于足底，其首穴就是涌泉穴。《黄帝内经》上说："肾出于涌泉，涌泉者足心也，为井木。"意思是指肾经之气如源泉之水，

从脚底涌出，灌溉全身各处。所以涌泉穴对养肾有着至关重要的意义。经常刺激涌泉穴有补肾、疏肝、明目、颐养五脏六腑的作用。

涌泉穴的位置很好找，它位于足前部凹陷处，第2、第3趾趾缝纹头端与足跟连线的前1/3处。

取穴的时候，可将脚卷起来，足前部会出现一个凹陷，这个凹陷最深处就是涌泉穴。

按摩涌泉穴能打通肾经

刺激涌泉穴时，先把大拇指的指甲剪平，然后用力点按。或者双手拇指从足跟向足尖方向涌泉穴处反复推搓。如果感到涌泉穴处很痛，那就要每天按摩。一定要坚持，因为补肾是需要用一辈子来完成的任务，肾气强壮就能延缓衰老。一般来说，每天按摩3分钟，坚持1个月，就会发现脚底有弹性了，再按的时候就不会凹陷下去。

如果坚持按了一段时间还是痛，说明气血在流经肾经的其他穴位时，中途被堵塞住了，这时，我们要先在肾经上找其他的痛点按，依次把这些堵塞的地方按通了，然后再去按涌泉穴，就会逐渐不痛了。

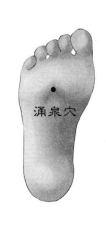

涌泉穴

在足前部凹陷处，第2、第3趾趾缝纹头端与足跟连线的前1/3处

有的人脚心总发热，属于肝火过旺，但受到了抑制，火气没有宣泄出去，而肾阴又不足，所以就会脚心发热。这时，需要向肾要点水，来浇灭体内的火。最简单的方式就是揉涌泉穴，坚持几天，脚心发热的问题就会缓解。

艾灸涌泉穴，可消除寒证

涌泉穴可以治疗足寒。如果有身上怕冷、脚心老是冰凉，而且按下时有凹陷不起的情况，可艾灸涌泉穴。用艾条悬提灸涌泉穴 15 分钟，至涌泉穴有热感上行为度。每天 1 次。

除了补肾，涌泉穴的作用还非常多。如可以治呃逆（打嗝不止）、虚寒性呕吐、耳鸣、耳聋等。其实这些问题归根结底也都是肾经不通、肾气不足导致的。

治病小验方

高血压

取吴茱萸 100 克研细末，每次用药适量，加米醋调成糊状，温水泡脚后，贴敷于双脚涌泉穴，覆盖纱布，固定胶布，每 2 天换 1 次，1 个月为 1 疗程，对调理高血压病有一定的效果。但足心皮肤有破损及局部皮肤有病变者不宜贴敷。

⊙ 太溪穴激活先天之本，不再虚寒怕冷

阴中之太阴，肾也，其原出于太溪。

——《黄帝内经·灵枢·九针十二原》

肾是人的先天之本，人体的元阴和元阳都来源于它，所以肾是人体元气之源。太溪穴是肾经的原穴，原穴能够激发、调动身体的原动力，因而太溪穴也被认为是汇聚肾经元气的"长江"。中医里称太溪穴为"回阳九穴之一"，古代医家常用这个穴位"补肾气、断生死"。所以太溪穴对养肾有非常重要的意义，经常刺激太溪穴可起到滋阴益肾、壮阳强腰的作用。

太溪穴位于内踝尖与跟腱之间的凹陷中。取穴的时候，用拇指由足内踝尖向后推至与跟腱之间的凹陷处，大约相当于内踝尖与跟腱之间的中点，按压有酸胀感，这里就是太溪穴。

经常按摩太溪穴为肾脏添活力

《会元针灸学》中记载："太溪者，山之谷通于溪，溪通于川。肾藏志而喜静，出太深之溪，以养其大志，故名太溪。"也就是说，肾经的水液在这个穴位形成较大的溪水，以源源不断地滋养人体。要想滋阴补肾，修复先天之本，让肾脏更加有活力，就必须激活肾经，而这个"突破口"即太溪穴。

按摩太溪穴的方法很简单：每天早晚，盘腿坐在床上，全身放松，

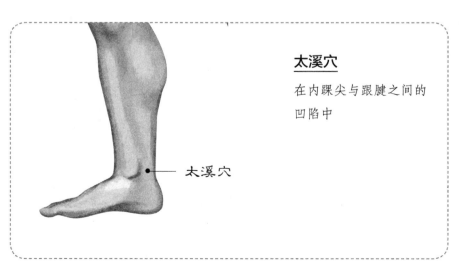

太溪穴

在内踝尖与跟腱之间的凹陷中

太溪穴

用左手拇指指腹按压右腿的太溪穴，按压的时候力度由轻渐重，当有酸胀感时先按顺时针方向按揉 20 次，然后再按逆时针方向按揉 20 次。用同样的方法按摩左腿的太溪穴。

有的人按摩太溪穴的时候，没有反应，不觉得疼，而且一按穴位就凹陷下去。这时，可以稍微加大一点儿力度，把它揉到酸痛，这样才能起到效果。有的人一按就痛，痛就是有瘀血的表现，瘀血停在那里不动了，造成局部不通，"不通则痛"。这时要每天坚持按摩，把肾经的气血引过去，形成"溪水"，把瘀血冲散，自然就不痛了。

按摩太溪穴没有时间限制，只要方便，都可以按摩。有肾脏疾病的人经常按摩太溪穴，有助于身体的康复。健康的人经常按摩太溪穴，能起到养肾护肾的作用。

建议按摩太溪穴的同时，也可以配合按摩涌泉穴。每条经络上的穴位就像多米诺骨牌一样，"牵一发而动全身"，通过按摩这个穴位，让它再牵动、影响别的穴位，最后整条经络都通了。按摩太溪穴，准备好充足的气血之后，再打通涌泉穴，就能使肾经上的精气被源源不断地激发起来。

手脚冰凉、身体怕冷，艾灸太溪穴"取暖"

太溪穴是肾经原穴，也是人体"回阳九穴"之一。"回阳"指的是使人体阳气复苏，太溪穴是人体阳气汇聚的一个重要部位，因而它也能治疗肾阳虚导致的各种病症。人体肾阳不足，不能温煦身体，人就会怕冷，出现手脚冰凉的情况。对于这种情况，最好的解决办法就是每天艾灸太溪穴。

艾本身就具有温中散寒的作用，将其点燃后，在距离穴位 2~3 厘米的地方进行熏烤，能促进足部的气血运行，激活人体阳气，使身体变暖。每天艾灸太溪穴的时间不宜太长，一般 15 分钟左右即可。

切忌盲目艾灸，更不能一有闲暇就艾灸穴位。

⊙ 要长寿，每天拍打命门穴

命门穴的意思就是生命的通道，是先天之气蕴藏之所。命门穴是人体督脉上的要穴，虽然它并不属于肾经，但却是强腰补肾、壮阳的长寿大穴。

命门穴在两肾俞之间，是元气之根本，生命之门户，它掌管先天的元气，因此可以温肾助阳、增强体力、恢复元气。当体质虚弱或精力衰退时，可刺激本穴。尤其当肾俞穴、三焦俞穴、关元穴合用时，补虚强身效果更好。

命门穴对男子所藏生殖之精和女子胞宫的生殖功能有着重要的

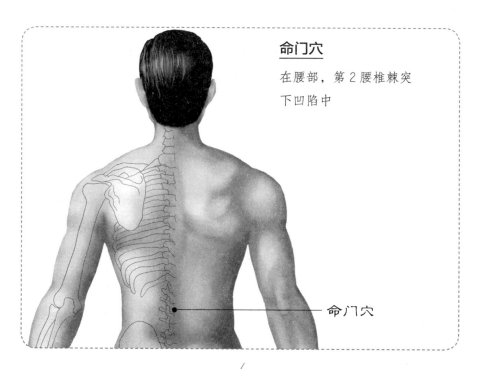

命门穴

在腰部，第2腰椎棘突下凹陷中

命门穴

影响，对各脏腑的生理活动起着温煦、激发和推动的作用。虚损腰痛、遗尿、泄泻、遗精、阳痿、早泄、白带异常、月经不调、习惯性流产、宫寒不孕等，都可以取命门穴进行调理。

命门穴位于人体腰部，在后正中线上，第 2 腰椎棘突下凹陷中。取穴的时候，可用一条绳子过脐水平绕腹一周，该绳子与后正中线的交点就是命门穴。

经常按摩命门穴可强腰膝、固肾气

按摩命门穴之前，将双手掌心搓热，然后擦命门穴及两肾至感觉发热发烫，再将双手搓热，捂住腰部两肾的位置，用意念守住命门穴 10 分钟。这是中医里所说的"意守法"。也可以直接用拇指指腹或手指关节去按压、按揉命门穴，力度以感觉酸胀为宜。不论是哪种方法的按摩，都可以刺激命门穴，温补肾阳，强壮腰膝。

另外，每天坚持捶打命门穴，可振奋人体阳气、扶助肾阳。方法为：双手握空拳，有节奏地交替捶打命门穴 3~5 分钟。捶打的时候，不论是站着，还是坐着，或者是正在走路，都可以进行。每天捶打的次数也不必太拘泥，只要有时间或者觉得腰部紧张、疲惫的时候都可以进行。

艾灸命门穴可温肾壮阳

艾灸命门穴可以治疗肾阳虚引起的泌尿生殖系统病症，如男性阳痿、早泄，女性赤白带下、宫寒不孕等。艾灸的方法：坐位，身体自然放松，请家人帮忙艾灸，先将艾条的一端点燃后，距离皮肤 2~3 厘米，对准命门穴艾灸，使局部有温热感而不灼痛为宜，每次灸 20 分钟，灸致局部皮肤产生红晕为度，每周灸 1 次。

⊙ 关元穴，封藏一身真元

关元穴虽然不是肾经上的穴位，但它却是足阳明胃经、足太阴脾经与任脉的交会穴，是元阴、元阳交关之处。元阴、元阳都是人身体的元气，元气是维持人体生命活动的基本物质与原动力，它禀于先天，藏在肾中，又依赖后天精气充养，具有推动人生长发育、温煦和激发脏腑组织器官功能的作用。所以经常刺激关元穴，可以起到很好的补肾作用。

关元穴位于腹部，肚脐下方3寸。取穴的时候，由肚脐正中向下量4横指宽，就是关元穴。

经常按摩关元穴能使肾气活跃

调养关元穴，最常用的经络方法就是按摩。将手搓热，用手掌压住关元穴，然后顺时针摩动2分钟，再逆时针摩动2分钟，然后随

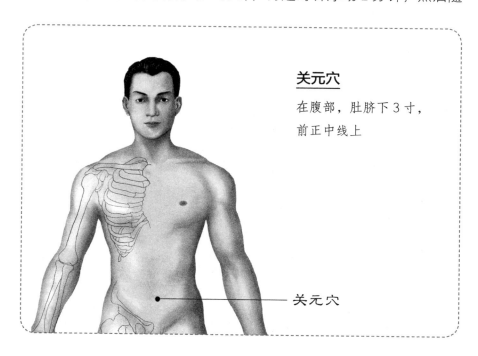

关元穴

在腹部，肚脐下3寸，前正中线上

关元穴

着呼吸，用拇指或食指按压关元穴 3 分钟。关元穴比较敏感，因此在按摩关元穴时，要注意力度，以感觉酸胀为宜，切忌用力，以免引起腹痛等不适。

经常按摩关元穴，能使肾气活跃，补充肾气，预防和缓解肾虚所致的遗精、阳痿、早泄、月经不调、白带异常、咳嗽、气喘、腰膝酸软、周身无力、记忆力减退等症。在肾经流注的时段（下午 5~7 点）按摩关元穴，补肾效果事半功倍。

艾灸关元穴以补肾壮阳，恢复青春活力

艾灸能温通经络，促进气血循环。关元穴是小肠的募穴，所谓募穴，是脏腑之气汇聚于胸腹部的意思。小肠是人体吸收营养物质的主要场所，而艾灸关元穴可很好地促进肠道功能，增强其对营养物质的吸收，以补充肾的先天之精，并为肾的运转提供更多的营养支持。艾灸关元穴还能激发人体元气，使人充满活力。

将艾条点燃，放在距离穴位 2~3 厘米的地方进行熏烤 10~15 分钟即可，每天 1 次。

治病小验方

尿频、尿急

取大粒盐、花椒各适量，炒热后用纱布包好，在能承受的温度时热敷肚脐及关元穴。每天 1~2 次，长期坚持可补肾阳、固元气，改善泌尿生殖系统功能。

⊙ 肾俞穴调动肾经气血，补肾强腰

肾俞五十七穴，积阴之所聚也，水所从出入也。

——《黄帝内经·素问·九水热穴论》

肾俞穴是肾的背俞穴。背俞穴是五脏六腑之精气输注于体表的部位，能调节脏腑功能、振奋人体正气。肾俞穴就是肾脏之气输通出入之处，经常刺激肾俞穴，可以调动肾经气血，激发肾气，增强肾功能。大多数与肾虚有关的疾病，如耳聋、耳鸣、久咳、哮喘，以及男性阳痿、早泄、遗精、不育，女性月经病、不孕、子宫脱垂等，都可以取肾俞穴来治疗或调理。

肾俞穴位于腰部，第 2 腰椎棘突下，旁开 1.5 寸，也就是位于命门穴左右各 2 横指的位置。

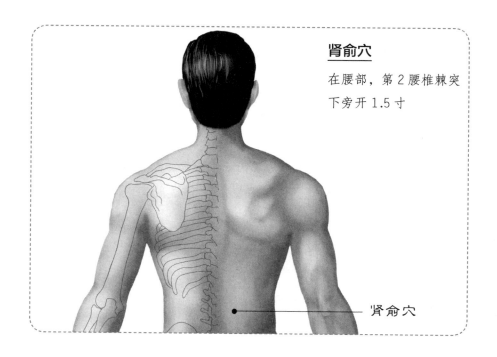

肾俞穴

在腰部，第 2 腰椎棘突下旁开 1.5 寸

肾俞穴

常按肾俞穴可补肾强腰

按摩肾俞穴之前，先将双手掌心搓热，然后将两手放到肾俞穴上，做上下搓擦运动。可使肾俞穴发热，从而充分调动肾经的气血，使肾气充分激活。每天按摩 1~2 次，每次 3~5 分钟。长期坚持，会有意想不到的效果。

长时间伏案工作的人，可在感到累的时候，双手握拳，用手指关节凸起部位顶按在腰部的肾俞穴上，来回按压，可缓解腰酸背痛、浑身无力、精神不振等症状。

另外，每天临睡前，盘腿坐在床上，闭气，舌抵上腭，目视头顶，双手拇指按压肾俞穴，每次 10 分钟左右，可补肾强精，放松身心，缓解疲劳，促进睡眠。

有的人喜欢用按摩捶捶打后背，需要注意的是，肾俞穴不能随意敲打，因为它对应的是肾脏，不当的捶打有可能损伤肾。尤其是肾炎、肾积水等患者，如果敲打不当，很可能会加重病情。

艾灸肾俞穴，补肾壮阳不怕冷

女性属阴，大多数女性阳气偏弱，冬日里往往更容易阳气不足，不能温煦肌肤和胞宫，从而表现为肢体发凉怕冷，出现四肢不温、月经不调、经闭等问题。这时，可用艾灸肾俞穴的方法来改善这些症状。方法为：俯卧，请家人帮忙将艾条点燃，然后悬于穴位上方，距离皮肤 2~3 厘米进行熏灸。艾灸时，要使局部有舒适的温热感而无灼痛为宜，一般每次灸 10~15 分钟，以局部潮红为度，每天或隔天 1 次。

女性平时要注意腰、膝部的保暖，可使用护腰、护膝或局部热敷等方法，防止寒邪侵袭加重肾阳虚的症状。

养肾也要靠吃，你选对食物了吗

肾精为气血所化，气血则来自饮食，只有饮食得当，脾胃生化气血正常，肾才有精可藏，才有充足的"动力"推动一身阳气，维护身体健康。在众多食物中，你是否选对了呢？

⊙ 黑色食物，养肾护肾

北方黑色，入通于肾……其味咸，其类水，其畜彘，其谷豆。

——《黄帝内经·素问·金匮真言论》

中医认为，不同颜色的食物归属于不同的脏腑，其中黑色食物对应着肾，经常吃黑色食物可起到补肾养肾的作用。

黑色食物，顾名思义就是颜色呈黑色的食物，如黑米、黑荞麦、黑豆、豆豉、黑芝麻、黑木耳、香菇、桑葚、黑枣、乌梅、黑葡萄、乌鸡、海参、紫菜、海带等。

黑色食物的养肾护肾作用主要体现在以下三个方面：

一是黑色食物含有丰富的黑色素，黑色素具有很强的抗氧化能力，可清除人体内的自由基，减少不良色素沉淀，改善肾脏功能。

二是黑色食物具有排毒功能。黑色食物中膳食纤维的含量比浅色同类食物要高，膳食纤维可刺激肠胃蠕动，促进粪便排泄，并把有害物质带出体外，从而减少肾脏的负担。

　　三是黑色食物可为肾脏的正常功能提供丰富的营养物质，如蛋白质、维生素 A、维生素 E、铁、锌、硒等。

　　黑色食物中，黑米、黑豆、黑芝麻、黑枣、核桃被人们称为"黑五类"，它们是补肾的最典型的代表。其中，黑米被誉为"黑珍珠"，具有滑涩补精、健脾补血的功效；豆被誉为"肾之谷"，黑豆性平、味甘，不仅形状像肾，还能补肾强身、利水解毒，特别适合肾虚的人；黑芝麻性平、味甘，可补肝肾、润五脏，对因肝肾精血不足引起的眩晕、白发、脱发、腰膝酸软、肠燥便秘等有效；有"营养仓库"之称的黑枣，其性温，味甘，可补中益气、补肾补血；核桃具有补肾固精、润肠通便、温肺定喘的作用，常用于肾虚腰痛、咳喘等。用"黑五类"一起煮粥，养肾效果明显。

黑五类粥

　　【材料】黑米 50 克，黑豆 20 克，黑芝麻 15 克，核桃仁 15 克，黑枣 2~3 枚，红糖适量。

　　【做法】将黑米、黑豆、黑芝麻、核桃仁、黑枣洗净，放入砂锅中，加入适量水，大火煮沸后转小火，一边熬煮一边搅拌，直至熬成粥，加红糖调味即可。

⊙ 黑豆，补血安神、补肾益阴的佳品

　　豆被古人誉为肾之谷，对肾有一定的补养作用，而其中以黑豆

补肾效果尤为明显。中医认为，黑色属水，水走肾，所以肾虚的人食用黑豆可以祛风除热、调中下气、解毒利尿，可以有效缓解尿频、腰酸、女性白带异常及下腹部阴冷等症状。

《本草纲目》中也说："黑豆入肾功多，故能治水、消胀、下气、制风热而活血解毒。"此外，黑豆还有很好的乌发黑发和延年益寿的作用。

黑豆性质温和，而且本属食物，所以一般人群均可食用。以下人群尤其适宜：

脾虚水肿者。

体虚之人，小儿盗汗、自汗者，以及热病后出虚汗者。

老人肾虚耳聋者。

小儿夜间遗尿者。

妊娠腰痛或腰膝酸软、白带频多、产后中风、四肢麻痹者。

古人用黑豆补肾，多采用煮料豆法。即将黑豆与其他中药同煮。明太医刘俗德《增补内经拾遗方论》中记载过一个煮料豆药方，"老人服之能乌须黑发，固齿明目。"此方如下：

用当归 12 克，川芎、甘草、陈皮、白术、白芍、菊花各 3 克，杜仲、炒黄芪各 6 克，牛膝、生地黄、熟地黄各 12 克，青盐 20 克，制首乌、枸杞子各 25 克。将上述成分同黑豆一同煮透，去药，晒干服豆。

此外，张石顽在其所著的《本经逢原》中也说，黑豆"入肾经血分，同青盐、旱莲草、何首乌蒸熟，但食黑豆则须发不白，其补肾之功可知"。这些都是以黑豆与药物同煮，然后去药食豆之法。

上面说的煮料豆法，今天看来还是比较繁琐的，其实黑豆即使是单用，也具补肾养血之功。《本草纲目拾遗》言其"服之能益精补髓，壮力润肌，发白后黑，久则转老为少，终其身无病"。民间也有不少关于黑豆的单方验方。这里略举一些。

盗汗

黑豆、浮小麦各30克（也可加莲子8克、黑枣7枚）。水煎服，每天1剂。

头昏畏明

黑豆30克，菊花12克，枸杞子、刺蒺藜各15克。水煎服。

腰痛

黑豆30克，炒杜仲15克，枸杞子12克。水煎服。

月经不调

黑豆30克，苏木15克。水煎，加红糖调服。

筋骨痹痛

黑豆30克，桑枝、枸杞子、当归各15克，独活9克。水煎服。

阴虚烦热

黑豆250克，炒熟，趁热用黄酒500克浸泡7天，每天服20~30毫升。（《千金要方》）

黑豆猪肚汤

【材料】黑豆、益智仁、桑螵蛸、金樱子各20克，猪肚1个，盐适量。

【做法】1.将黑豆、益智仁、桑螵蛸和金樱子用干净的纱布包好；猪肚清洗干净，去除异味。

2.将纱布包和猪肚一起放入锅中，加适量水炖熟，加盐调味即可。

【功效】补虚损、健脾胃。

黑豆紫米粥

【材料】紫米 75 克，黑豆 50 克，白糖适量。

【做法】1.黑豆、紫米洗净，浸泡 4 小时。

2.锅置火上，加适量清水，用大火煮沸，加紫米、黑豆煮沸，转小火煮 1 小时至熟，加入白糖调味即可。

【功效】健肾、益气、补虚。

⊙ 常吃黑芝麻，气血足头发就好

黑芝麻性平，味甘，是传统的滋补强壮之品，《名医别录》将其列为上品，并称之"八谷之中，唯此为食"。可见，黑芝麻的药用价值之高。

古人认为，黑芝麻能除痼疾，返老还童，长生不老。现代研究也发现，黑芝麻长于补益肝肾，填补精髓，养血益气，能使头发乌黑亮泽，还能强壮筋骨，补虚生肌，滋养五脏。身体虚弱、头发早白、肝血虚、精神不振者经常食用，可有效改善体质。黑芝麻补肾润燥的效果尤其好，常用来调养肾虚所致的便秘。

黑芝麻是药食同源之物，一般人群都可以食用，尤其是以下人群，平时宜适当多吃：

头晕目眩、视物不清者。

经常感觉腰膝酸软的人。

听力下降、耳鸣耳聋之人。

发枯发落、头发早白之人。

产后乳汁缺乏者。

患有便秘、痔疮的人。

关于黑芝麻的医用功效，晋代葛洪在《神仙传》中记载了这样一个故事："鲁女生服胡麻饵术，绝谷八十余年，甚少壮，日行三百里"，"服食胡麻，服至百日，能除一切痼疾，一年身面光泽不饥，二年白发返黑，三年齿落更生"。

胡麻就是黑芝麻。这个故事虽然对黑芝麻的功效有夸大之嫌，不足以全信，但无可否认，黑芝麻确实有"补五脏、益气力、长肌肉、填精髓，久服轻身不老"的功效。

古人吃黑芝麻很讲究，在古代医学典籍中有记载：黑芝麻，白发令黑，九蒸晒、枣肉丸服。意思是说把黑芝麻蒸过之后晒过，反复九次，再连同黑枣肉混合成药丸状服用，可令白发变黑。

除此之外，还有不少将黑芝麻用于滋补的验方，例如：

慢性便秘

芝麻50克，核桃仁50克，小火炒熟，捣碎，加盐少许，当菜食用。

腰膝酸软

黑芝麻50克，莲子100克，猪肾1个（洗净切片），加姜，慢火炖1~2个小时，加盐调味。

头昏眼花

取黑芝麻、桑叶等量，研成细粉后加蜜糖适量调服。

失眠健忘

核桃仁、黑芝麻各等分，捣碎，每天睡前取15克冲服。

黑芝麻粥

【材料】黑芝麻 15 克，粳米 50 克。

【做法】1.黑芝麻微炒，研成泥状。

2.粳米淘洗干净，加水煮沸，放入黑芝麻，转小火熬煮成粥即可。

【功效】滋补肝肾，养血生津，润肠通便，乌须黑发。适用于肝肾亏虚所致的腰膝酸软、头昏耳鸣、须发早白、慢性便秘等。

黑芝麻桑葚粥

【材料】粳米、桑葚各 40 克，黑芝麻 60 克，白糖适量。

【做法】1.桑葚洗净，与黑芝麻一起放入研磨机里，打成粉末。

2.粳米洗净，加适量清水，煮成稀粥，然后加入磨好的粉末，搅拌均匀，再稍煮片刻，最后加白糖即可。

【功效】温补肝肾，乌发益精，润肠祛燥。

⊙ 核桃，养肾健脑第一果

核桃又称胡桃，其性平、温，味甘，入肾、肺、大肠经，具有补肾、固精强腰、温肺定喘、润肠通便等功效，常用于肝肾亏虚或肺部肠胃引起的腰腿酸软、筋骨疼痛、大便稀溏、小便增多、头发早白等症状。

中医认为，肾生髓，脑为髓之海。一个人肾精充足，大脑得到的滋养也就足够，就能头脑发达、精力充沛、记忆力变强。另外，人至中年，容易腰酸膝软、头晕眼花，可以用核桃煮水或煮粥进行食疗，能有效改善以上症状。

核桃是健康益智的坚果零食，一般人群都能食用，尤其适合以下人群：

记忆力减退，经常健忘，失眠、多梦，夜间容易惊醒的人。

老年人，处于生长发育期的少年儿童。

经常用脑的上班族。

肾虚便秘的人。

头晕眼花、视力减退者、须发早白者。

经常感觉腰痛、腿脚酸软、筋骨疼痛的人。

核桃属坚果类食物，生吃最方便，且不会破坏里面的营养，最适合脑力工作者。脑力工作者容易用脑过度，很耗心神，常食核桃可以健脑补脑，延缓衰老，润泽肌肤。

其实，在中医里，核桃也是很多药方中的"主角"，常用它来治疗肾、肺、大肠经疾病。例如：

阳痿

核桃仁50克，先以香油炸黄，再加入洗净切成段的韭菜翻炒，加盐调味，佐餐随量食用。

咳喘

核桃仁1~2个，生姜1~2片，放入口中细嚼食，每天早晚各1次。

习惯性便秘

核桃仁60克，黑芝麻30克，共研末。每天早晚各1匙，温开水送服。长期便秘者，连续服用有效。

肾虚小便频数

核桃2~3个，置火灰中煨熟，取仁，睡前细细嚼之，黄酒适量送服，每天1次，连服7天。

肾虚耳鸣、遗精、腰痛

核桃仁2个，五味子7粒，枸杞子20粒，每晚睡前细嚼，用蜂蜜水送服。

$$\boxed{\text{核桃粥}}$$

【材料】核桃仁10个，粳米100克。

【做法】1.将粳米淘洗干净，核桃仁捣烂，入锅加适量水煮。

2.大火煮沸后再转用小火煮至粥熟即可。

【功效】补肾益气，明目健脑。适用于肝肾亏虚所致的须发早白、头目眩晕、耳聋耳鸣等。

核桃含有较多脂肪，多食会影响消化，所以不宜一次吃得太多。痰火喘咳、阴虚火旺、便溏腹泻的病人不宜食用核桃。

⊙ 栗子是"肾之果"，体寒体弱的人可常吃

《黄帝内经·素问·藏气法时论》中说："五谷为养，五果为助，五畜为益，五菜为充，气味合而服之，以补精益气。"其中，"五果"指李、杏、枣、桃、栗。从五行理论来看，李属木，杏属火，枣属土，桃属金，栗属水。而肾为水脏，因此栗子与肾有着不解之缘。

栗子性温，味甘，入肾、脾、胃经，具有补肾气、强筋骨、健脾止泻等功效，适用于肾虚所致的腰膝酸软、小便频数，以及脾胃虚寒所致的泄泻等。

《本草求真》说，栗子"入肾补气，凡人肾气亏损而且腰脚软弱，并胃气不足而且肠鸣泄泻，服此治无不效"。《本草纲目》也曾指出，"栗治肾虚，腰腿无力，能通肾益气，厚肠胃也"。栗子也因为补肾作用甚佳，所以有"肾果"之称。

一般人群都可以食用栗子，以下人群尤其适合：

患有骨质疏松的中老年人。

慢性腹泻、习惯性便秘、小便频数者。

经常腰酸背痛、腿脚无力之人。

口腔溃疡患者。

体寒体弱者等。

看过《红楼梦》的人都知道，书中有 12 个美女，合称金陵十二钗，这十二钗中大部分人身体都不太好。黛玉自不必说了，从小体弱多病，3 岁就开始吃药了；秦可卿早亡，王熙凤也没有活过 30 岁，薛宝钗常年吃"冷香丸"才能够控制咳嗽咳喘的毛病。但是有一个人却很特别，那就是史湘云。吃肉喝酒，在石头上睡觉，别人不敢的事她都敢做。足见她身体棒，胃口好。

史湘云为什么能这样呢？书里面提到，她很爱吃一种栗粉糕。栗粉糕的主要材料是栗子，中医认为，栗子可以补肾。在石头上睡觉是容易损伤肾气的，久坐湿地伤肾，湘云敢在石头上面睡觉而身体无恙，应该说与补充肾气的栗粉糕有一定关系。

虽然小说中的描述不足为信，但事实上，栗子补肾的功用是经过验证的。《本草纲目》中就有记载："有人内寒，暴泻如注，食煨栗二三十枚顿愈。"

研究证实，中老年人由于前列腺问题经常会出现小便频数甚至淋滴不尽的问题，如果是肾气虚引起的，只要吃一些栗子，经过一段时间症状就会有所缓解。

栗子的吃法也很多，孙思邈在《千金方·食志》中说："生食之，治腰脚不遂。"《经验方》也指出："治肾虚腰脚无力，以袋盛生栗悬干，每旦吃十余颗，次吃猪肾粥助之，久必强健。"有一个故事，说的是唐宋八大家之一的苏辙，年纪大了出现腰背酸痛、腰膝酸软的症状。有一个老翁教给他一个方法——生吃栗子。结果一段时间后，他的病果然好了，苏辙因此还特意作了一首诗来记载这件事："老去自添腰腿病，山翁服栗旧传方。客来为说晨兴晚，三咽徐妆白玉浆。"可见栗子生吃养肾功效是最好的。

不过，栗子含淀粉较多，生吃，脾胃不好的人是不容易消化的，所以还是熟食为好。当然，熟食又易滞气，所以，一次不宜多食。

下面介绍几个利用栗子的简单食疗方。

老年肾亏、小便频繁

早晚各吃栗子 2 个。

腰腿无力

栗子 10 个，和猪肾、薏苡仁、粳米熬煮成粥。

消化不良

栗子 10 个，白糖 25 克。栗子去皮，加水适量煮成糊膏，加入白糖调味，每天 2 次。

栗子好吃，但不容易去皮，有个很简单的去皮方法：将栗子放入开水中烫 1 分钟，然后拿出来放入冷水中浸 1 分钟，再剥，就能轻松把里外两层皮都剥下来。也可以将栗子切开一个小口，放入微波炉中，高火加热半分钟，也能轻松把里外两层皮都剥下来。

栗子炖鸡

【材料】栗子15个，鸡翅中6个，青椒、红椒、西红柿各1个，植物油、盐、酱油、姜、蒜、葱各适量。

【做法】1.栗子去壳，剥皮备用；其余材料洗净。

2.青红椒切丝，生姜切丝，大蒜切大瓣，大葱切段，西红柿切小块；鸡翅放入开水中焯掉血水。

3.炒锅放油，烧热后，翻炒鸡翅直至变成金黄色，捞出备用。

4.炒锅洗净，重新放入少量的油，放入葱姜蒜爆香，加鸡翅翻炒，倒入适量的酱油，放入西红柿丁，翻炒至西红柿软烂。

5.放入剥好的栗子，加入适量的清水，漫过全部食材即可，放入适量的盐，大火烧开后，转中火炖20分钟。

6.汤汁快烧尽的时候，放入青红椒丝，翻炒均匀，出锅即可。

【功效】温阳补肾，开胃健脾。

栗子山药粥

【材料】山药50克，栗子8~10个，粳米150克，黑木耳少许，盐适量。

【做法】1.栗子去壳，切成小粒备用；山药去皮，切小粒，放入凉水中备用。

2.粳米洗净，倒入锅中，加入适量清水，大火烧开，倒入栗子煮约15分钟，再倒入山药粒和少许黑木耳，继续煮至粳米和山药软烂，加盐调味即可。

【功效】益气补肾，健脾。适用于脾虚泄泻、腰腿无力者。

栗子含淀粉较多，饭后吃容易摄入过多的热量。最好在两餐之间当零食，或做在饭菜里吃，而不要饭后大量吃。糖尿病患者也不宜过多吃栗子。

⊙ 韭菜能让身体温暖又强壮

韭菜是我国特有的蔬菜，它的叶、根、籽都可以作为药用。韭菜性温，味甘、辛，根、叶具有活血化瘀、止血、补中益气、通便等作用，韭菜籽具有壮阳固精、补肝暖肾、温暖腰膝等功效。

自古以来，韭菜就被视为补肾壮阳的佳品，也因此而得名"起阳草"。因其具有温中下气、补肾益阳的功效，对老年人性功能衰退，性器官萎缩而干燥阳冷，有温壮滋润的作用。

《本草拾遗》中说："韭温中下气，补虚，调和脏腑，令人能食，益阳……俗云韭叶是草钟乳，言其宜人……凡菜中此物最温而益人，宜常食之。"中医习惯以韭菜治疗男性性功能低下。而且，韭菜温阳通窍的作用能使机体升温，并有助于头发的牢固，可用于治疗脱发。

韭菜可以炒、拌，做配料、做馅等，十分美味，适合一般人群食用，尤其适宜以下人群作为食补：

面色苍白、手脚冰凉、怕冷的人。

肾阳虚型便秘者。

宫寒导致月经不调的女性，以及产后乳汁不足的女性。

阳痿、性欲减退的男性等。

关于韭菜的使用，古代医学典籍中数不胜数，尤其是在补肾方面，韭菜的应用十分广泛。例如，《方脉正宗》中记载了治"阳虚肾冷，阳道不振，或腰膝冷疼，遗精梦泄"的方药，主角就是韭菜：

> 韭菜白八两，胡桃肉（去皮）二两。同脂麻油炒熟，日食之，服一月。
> （一两约等于 50 克）

胡桃肉也就是核桃仁。其实，在现代，韭菜和核桃可以说是"黄金搭档"，经常出现在补肾的食疗方中。当然，吃法也很多，可以加油、盐炒熟，也可以汆汤后做凉拌菜，补肾强精、润肠通便的效果都不错。

韭菜不仅用于补肾，它还是治疗呕吐、便秘、痔疮等的良药。在古代医书中，有不少关于韭菜的验方。例如：

反胃、呕吐

韭菜 200 克，同生姜 25 克，榨汁，加牛奶 1 杯，混合均匀后温服。

白带清稀

韭菜根、白糖各 50 克，鸡蛋 2 个。将韭菜根与鸡蛋、白糖一起水煮，食蛋饮汤。

阳虚遗精

韭菜白 200 克，洗净切段，与核桃 100 克一起放入盘中，加香油、盐拌匀。每天 1 次。

韭菜粥

【材料】韭菜 100 克，粳米 80 克，盐适量。

【做法】1.将鲜韭菜洗净，切小段。

2.粳米淘洗干净，加水煮粥，待粥沸后，加入韭菜搅匀，略煮，加盐调味即可。

【功效】补肾助阳，固精止遗，健脾暖胃。

韭菜炒核桃仁

【材料】核桃仁50克，韭菜200克，盐适量。

【做法】1.核桃仁用开水浸泡去皮，沥干备用；韭菜择洗干净，切段。

2.油倒入炒锅，烧至七成热时，加入核桃仁，炸至焦黄，再加入韭菜、盐，翻炒至熟。

【功效】补肾助阳，温暖腰膝。适用于肾阳不足、腰膝冷痛。

韭菜虽然对人体有很多好处，但也不是多多益善。《本草纲目》就曾记载："韭菜多食则神昏目暗，酒后尤忌。"建议每天韭菜的食用量控制在100~200克，最多不超过400克。

韭菜之所以味比较大，是因为富含硫化物，这种物质对人体有益，但硫化物遇热易于挥发，因此烹调韭菜时需要急火快炒起锅，炒的时间太长，既会失去韭菜的风味，也会损失营养。

韭菜易引起上火，所以阴虚火旺者不宜多食；特别是患有眼科疾病的人不宜食用韭菜。

韭菜富含纤维，不易消化，所以胃肠虚弱的人不宜多食，否则很容易胀气。

适当吃咸味，能滋阴补肾

五味所入……咸入肾。

——《黄帝内经·素问·宣明五气》

《黄帝内经》中认为"肾主水"，即肾有调节水液代谢的作用。而咸味食物能调节人体细胞和血压渗透压平衡，以及人体水盐代谢，增强体力和食欲，防止痉挛，因而适度吃咸可以起到养肾补肾的功效。《黄帝内经·素问·宣明五气》中就提到："五味所入，酸入肝，辛入肺，苦入心，咸入肾，甘入脾。"

中医里所说的味咸食物，与我们日常生活中所说的咸味食物不完全是一回事。比如海带、紫菜、狗肉、冬菇、海带、紫菜、螃蟹等，这些食物虽然与盐没有直接的关系，但味道咸鲜，与肾气相通，能滋养肾精、软坚散结，也归于咸味。

古代人们夏秋之际常会将鸡鸭鱼肉加盐腌制，除了可以延长保存时间，到冬季食物稀少的时候食用外，还包含了冬天适当吃咸味可以强肾的理论。跟古代相比，我们日常生活中咸味的东西则要丰富很多，例如腌制食品、煎炸食品、罐头食品、鸡精、酱油等，都含有大量的盐分。

虽然"咸入肾"，但并不意味着越咸越好，过咸反而会伤肾，还伤心。《黄帝内经·素问·生气通天论》中就说："味过于咸，大骨气劳，短肌，心气抑。"过多食用咸味会伤肾，肾气受损会造成骨弱无力、肌肉萎缩、心悸、气短、胸痛等不适。

从现代医学观点来看，我们饮食中的盐分95%是由肾脏代谢掉的，盐摄入得太多，肾脏的负担就会被迫加重，再加上盐中的钠会导致人体水分不易排出，又会进一步加重肾脏的负担，从而导致肾脏功能减退。

饮食过咸还会使心脏超负荷，引发高血压。一般人体血液总量为4000毫升左右，一旦吃盐过多，血液中的盐分就会提高，为了平衡盐的比例，人体内的水分就会渗进血液里，原有的血液总量就会增多，血液量一多起来，心脏就会承受不了负荷，也就会对血管壁产生冲击，导致高血压。

根据世界卫生组织的建议，健康的成年人每天盐的摄入量不能超过 6 克，而其中有 3 克可以直接从日常饮食中获得，因此，每天食用食盐的量应该保持在 3 克左右就可以了。

要限制盐分的摄入，最重要的就是把好"入口关"，即烹调时应尽量少放盐和含盐的调味品。可以利用生活中的一些小窍门来控制盐分的摄入。例如，做菜的时候，用酱油、豆酱调味，或用葱、姜、蒜等香料提味，一般 5 克酱油、20 克豆酱所含的盐分相当于 1 克盐，而且做出的菜比直接用盐味道要更好；灵活运用蔗糖烹制糖醋风味菜，或用醋拌凉菜，既能弥补咸味的不足，还可促进食欲；可以利用蔬菜本身的强烈风味，如番茄、洋葱、香菇，和味道清淡的食物一起烹煮提味等。

平时饮食中也要注意，腌制食品盐分很高，如酱肉、香肠、烧鸡、熏肉等熟食含盐量比一般菜肴高 1~2 倍；一包辣酱面就有超过 6 克（标示含钠量为 2500 毫克）的盐，一天的盐分很容易超标。

另外，平时尽量在家吃饭，能控制好盐的使用，因为餐馆中的不少菜肴虽然美味，但厨师为了增加口感常放比较多的油和盐。这也是经常外出吃饭的人容易患高血压的原因。

居家养肾，就用这 5 味中药

⊙ 肉桂，让身体的火旺起来

肾阳具有温煦、推动的作用，可帮助人保持合适的体温。肾阳就像是身体里的"太阳"，如果肾阳亏虚，人就得不到足够的"阳光"，就会变得怕冷、四肢冰凉、腰疼膝冷、大便稀溏、小便频数清长、舌质淡嫩、舌苔白。要想改变这种情况，就得温补肾阳。肉桂就是温肾的良药。

肉桂性大热，味辛、甘，入肾、心、脾、肝经。中医认为，肉桂为纯阳之品，入肾而大补命门之火，入脾则温中散寒，入心、肝两经则散血中寒邪。因此，肉桂常用于治疗命门火衰、肾阳亏虚、脾胃虚弱、寒凝血瘀等，阳痿、痛经、腰膝冷痛、肾虚咳喘、腹部冷痛、四肢冰凉、畏寒怕冷的人都可以用肉桂进行调补。

使用肉桂有一个比较简单的方法，就是去药店买肉桂的时候，请药店帮忙打成粉。煮粥或炖汤的时候，适当加一些肉桂粉，就能起到温煦脾肾的功效。也可以自己做，先将肉桂除去杂质，刮去粗皮，捣成小碎块，然后再用搅拌机打成粉，贮存于干燥的玻璃瓶中，加盖密封。每天取一小茶匙肉桂粉，用温开水冲服，就能改善肾阳虚所致的各种症状。

人体肾阳不足会影响到气血的运行，使气血流动变慢，时间长了就容易导致气血瘀滞。女性如果出现这种情况，来月经的时候就容易腰痛、腹痛。对于这种情况，可以用肉桂搭配黄芪、红枣、红糖、益母草等行气补血、活血祛瘀之品一起服用，以运化气血，鼓舞阳气的生长。

下面几个补肾的小方子，适合肾阳虚者居家调理使用：

手脚冰凉

肉桂 4 克，山楂 30 克，粳米 50 克，加红糖适量煮粥食用。每天 1 剂，趁热服食。对由肾阳虚弱引起的手脚冰凉、脾胃虚弱等症状效果较好，也可用于月经前小腹胀痛。

产后腹痛

肉桂 5 克，红糖 15 克。水煎温服。

胃寒胃痛

肉桂研细末。每天取 2~3 克，用温开水送服。

肾虚、胃冷痛

肉桂 10 克，羊肉 250 克，姜 5 片。共煮汤，加盐调味食用。可温肾补阳，暖脾胃。

由于肉桂味辛性热，极易伤阴助火，一定要根据自己的体质使用，最好在中医药师指导下辨证使用，并注意不宜过量或长期服用，一天摄入量最多不要超过 4 克。

内热上火、痰热咳嗽、风热感冒、有出血倾向者，及孕妇不宜服用肉桂，以免引发新的疾病或加重病情。

⊙ 杜仲能治肾虚腰痛

明代医家缪希雍说："杜仲主腰脊痛，益精气，坚筋骨，脚中酸痛。盖腰为肾之府，动摇不能，肾将惫矣。杜仲补其不足，益肾故也。"从这段话中，可以得到两个信息：一是肾与骨骼健康息息相关，肾气不足的人容易腰痛、腿脚酸软无力；二是杜仲具有补肾益精、强壮筋骨的作用，对腰痛、腿脚无力有良效。

杜仲性温，味甘，入肝、肾经，《本草纲目 》中记载其"能入肝，补中益精气，坚筋骨，强志，治肾虚腰痛，久服，轻身耐老"。随着年龄的增长，中老年人的肾气逐渐衰微，容易出现腰痛、腿脚无力的情况，这时可服用杜仲来补肾气、强壮筋骨。杜仲除了能补肾益精，还能改善精神不振、容易疲劳、小便淋漓不尽等虚证。

肾的作用可分为肾阴、肾阳两方面，两者相互依存，相互制约，维持人体阴阳气血的动态平衡。当阴阳平衡遭到破坏后，就会出现肾虚表现。如肾阳虚表现为腰膝酸冷、畏寒、肢冷、小便清长、性欲减退、男性阳痿早泄、女性宫寒不孕等；肾阴虚则表现为腰膝酸软、头晕耳鸣、失眠健忘、男性遗精早泄、女性经少经闭等。

杜仲性质平和，不论是补肾阳还是补肾阴，只要配伍得当，都可以使用杜仲。例如，肾阳虚的人，可用杜仲煲猪腰，以温补肾阳为主；肾阴虚的人，可用杜仲配枸杞子、女贞子等补阴的药材；肾气虚的人则可加入黄芪、党参、山药等补中益气的药材。

服用杜仲，一种是使用杜仲煎汤服用，一种是将杜仲直接与肉类一起加水炖制；还有一种服用方法，就是将杜仲用来泡茶饮用。

杜仲红茶

杜仲 12 克，红茶 3 克，将杜仲切碎，与茶叶一同放入茶杯内，用沸水冲泡 10 分钟，代茶饮。

杜仲补肾益精、强壮筋骨，红茶温中益气，用来泡茶，具有补肝肾、强筋骨、兴阳等功效，适用于肾肝阳虚引起的腰膝酸痛、阳痿、早泄、尿频、尿急等。

也可以用杜仲泡酒后饮用，补肾阳、强筋骨的效果比较显著。

杜仲酒

杜仲 50 克，丹参 10 克，川芎 25 克，高度白酒 1000 毫升。将杜仲、丹参、川芎 3 味中药装入纱布袋扎口，放入酒坛中，倒入白酒，加盖密封 20 天，取出药袋，过滤后取澄清的酒液饮用。

每天饮用 20~25 毫升，可补肝益肾、活血通络，对老年人肝肾虚亏所致的腰背酸楚、脚膝无力、四肢麻木等症有效。

肾虚的人还可以在医生指导下使用以下方子进行调养：

腰痛

杜仲 250 克，五味子 500 克，切碎后混合均匀，分成 20 份。每次取 1 份，加水浸泡，然后煎取药汁。取羊肾 1 个，洗净后切碎，用药汁煮成羊肾羹，加盐调味。空腹服用。或用川木香 5 克，八角茴香 15 克，杜仲（炒去丝）15 克，水煎服。

筋脉挛急、腰膝无力

杜仲（炙）15 克，川芎 10 克，生姜 3 片，红枣 5 枚。水煎服。

猪肾炖杜仲

【材料】杜仲 25 克，猪肾 1 个，盐适量。

【做法】将猪肾处理干净，切块，与杜仲一起放入碗中，加入适量盐，放入锅中隔水炖 1 小时左右。

【功效】补肾壮阳。适用于腰酸背痛、四肢乏力、性欲减退、阳痿、遗精、滑泄、四肢冰凉等。

山药杜仲粥

【材料】新鲜山药 90 克，杜仲 6 克，苎麻根 15 克，糯米 80 克。

【做法】1. 将山药去皮，洗净，切丁；糯米淘洗干净。

2. 将杜仲与苎麻根用纱布包好，与糯米一起倒入锅中，并放入山药丁，倒入适量清水，大火煮开后改用小火煮粥即可。

【功效】补益肝肾，养血安神。适用于肝肾不足所致的失眠多梦、烦躁不安、月经不调。

⊙ 锁阳，锁住阳气，让冬天也温暖

锁阳，《本草纲目》称其"锁住阳气，长盛不衰"，因此而得名"锁阳"，又因能"长盛不衰"而得名"不老药"。锁阳性温，味甘，入肝、肾、大肠经，具有补肾阳、益精血、润肠通便等功效，常用于肾阳不足、精血亏虚、腰膝痿软、阳痿滑精、肠燥便秘等。

锁阳因其温补肾阳、固精养血的功效而备受历代医家的青睐，民间也很早就有采挖锁阳的习俗。锁阳的用法有很多，或鲜食，或去皮切片晾干，泡茶泡酒、入药入汤。由于锁阳保健功效突出，流传有"三九三的锁阳赛人参"的民谣。

进入冬天之后，天气寒冷，人体和大自然一样，进入"养藏"的状态，这时适当服用锁阳，有助于将阳气"锁"住而不外泄。女性体质天生属阴，容易出现手脚冰凉的情况，这多是肾阳不足的表现，用锁阳搭配肉类炖汤食用，可以起到很好的补阳、暖身效果。

肾阳虚的人可酌情选用以下方子对症调养：

阳痿、遗精

锁阳5克，红茶3克。水煎服。或锁阳、枸杞子各10克，甘草5克。水煎服。

滑精、腰膝软弱

锁阳20克，桑螵蛸10克，白茯苓10克，龙骨5克。水煎服。

神疲乏力、性欲低下

锁阳、肉苁蓉片、枸杞子、胡桃仁各15克，菟丝子10克，淫羊藿5克。水煎服。

阳虚怕冷的人，冬季可适当喝点锁阳羊肉汤，补虚祛寒效果很好。

锁阳羊肉汤

【材料】锁阳20克，羊肉500克，生姜3片，干香菇5朵、盐各适量。

【做法】羊肉洗净，切块，焯去血水，捞起冲净；香菇泡发洗净，切丝；生姜洗净，切条。

2.将羊肉、锁阳、生姜、香菇一起放入锅中，大火煮沸后转小火炖至羊肉熟软，加盐调味即可。

【功效】补肾，暖身。适用于各种阳虚证（如怕冷、腹泻等）。

锁阳性温，长期服用可耗损阴津，造成阴虚火旺而发生便秘，所以阴虚火旺、脾虚泄泻，以及实热便秘者不宜服用。

⊙ 五味子泡水喝，摆脱自汗、盗汗

一种中药一般只有一两种药味，而五味子则与众不同，它兼具辛、甘、酸、苦、咸五种味。五味入五脏，也就意味着五味子能对五脏——心、肝、脾、肺及肾发挥平衡作用。

五味子具有补肾固精、收敛固涩、益气生津、宁心安神等功效。《神农本草经》中将五味子列为上品，其性温不燥，收敛固涩、滋肾养阴的效果显著，因而中医里常用五味子滋肾生津，治疗盗汗、烦渴、尿频、尿失禁、早泄等。

五味子最常见的用法就是用来泡水或泡酒饮用。

五味子茶

五味子 5 克，放入杯中，注入开水，加盖闷泡 15~20 分钟后代茶饮用。此茶可补肾益精、振奋精神、抗疲劳、促进气血运行。

五味子酒

五味子 50 克，白酒 500 毫升。将五味子洗净，装入玻璃瓶中，加入酒浸泡，瓶口密封，浸泡期间，每天摇晃 1 次，泡 15 天即可。每天睡前取 10~15 毫升饮用，有安神助眠、滋补五脏的作用。

也可以用五味子配伍相应药物，水煎取汁，然后代茶饮用。肾阳虚的人可搭配杜仲、旱莲草等药物以温肾助阳；肝血虚的人可加入红枣、黄芪、桂圆等滋补气血之物；阴虚内热的人可以加入熟地黄、西洋参等滋补肾阴的药物。

将五味子研成粉末，煮粥的时候加入少许，可补肾益肝、润泽五脏、延缓衰老，对于遗精、滑精、盗汗、失眠等有缓解作用。还可以在炖肉类煮汤时加入五味子，例如五味子乌鸡汤、五味子羊肉汤等，滋补效果很好。

咳喘

茯苓 12 克，甘草、干姜各 9 克，细辛、五味子各 5 克。水煎温服。

自汗、盗汗

五味子 5 克，西洋参 3 克，红枣 10 枚（去核）。水煎去渣，加红糖调味。

肾虚久泻不止

五味子 60 克，山茱萸 15 克。研末，每次取 6 克，米汤送服，每天 3 次。

失眠、神经衰弱

五味子、女贞子各 60 克，制首乌 30 克，放入白酒 1500 毫升中浸泡 7 天。每天服 20 毫升。

女贞参枣粥

【材料】女贞子 10 克，西洋参 5 克，红枣 5 枚，小米 6 克。

【做法】1.女贞子、西洋参冲净杂质；红枣洗净，去核。

2.女贞子、西洋参或太子参水煎取汁。

3.小米淘洗干净，倒入砂锅中，注入药汁，放入红枣，小火熬煮成粥。

【功效】滋阴补肾，益气养肝。

⊙ 山茱萸平肝补肾，让你远离腰痛耳鸣

中医里面有一首名方称为六味地黄丸，其药物组成有三补三泄，其中一补就是山茱萸。山茱萸是山茱萸科落叶小乔木山茱萸的成熟果肉，用药时挤去皮，只剩果肉，所以又叫枣皮、山萸肉。

在众多的补肾中药之中，山茱萸很特别，它既能补肝肾之阴，又能补肾阳，是一味药性和缓的阴阳双补的妙药。肝肾阴虚引起的腰膝酸软、头晕耳鸣、手足心热、骨蒸潮热、虚汗不止等，肾阳不足导致的腰膝酸软、小便不利甚至水肿等，都可以用山茱萸进行调补。

如今的生活节奏过快，人们整天处于忙碌当中，过大的压力和缺乏运动等不良的生活习惯，再加上日常的久坐不动，让我们的腰承受着巨大的负担。"腰为肾之府"，肾不好的人通常腰也不好，可出现酸痛的现象。不论是肾阳虚还是肾阴虚，都可导致腰部酸痛。不少人分不清自己的腰痛是肾阴虚导致的，还是肾阳虚引起的，这时都可以用山茱萸来调养。

肾虚的人还容易出现耳鸣的症状，中医认为，耳朵是肾之窍，肾开窍于耳，心气直通于耳，胆经上通于耳，肝胆互为表里关系，所以肝肾的功能会影响到耳朵。人如果脾气暴躁、肝火较旺，再加上肾阴不足无以涵养肝木，可使肝阳上亢而扰乱清窍，出现耳鸣的症状。对于这种耳鸣，就可以使用兼顾调肝火、补肾阴双重功效的山茱萸。

以下是几种常用的居家调养方：

腰痛

山茱萸 50 克，牛膝（去苗）50 克，肉桂 1 克。研成细末，每次取 10 克，饭前温酒调服。

耳鸣

山茱萸 20 克，枸杞子 10 克，女贞子 12 克。水煎服，每天 1 剂。

体虚多汗

山茱萸、党参各 15 克，五味子 9 克。水煎服，每天 1 剂。

自汗、盗汗

山茱萸、防风、黄芪各 9 克。水煎服，每天 1 剂。

阳痿遗精

山茱萸、补骨脂、菟丝子、金樱子各 12 克，当归 9 克。水煎服，每天 1 剂。

遗尿

山茱萸、覆盆子、茯苓各 9 克，熟地黄 12 克。水煎服，每天 1 剂。

尿失禁

山茱萸 9 克，五味子 6 克，益智仁 6 克。水煎服。

经常头晕目眩、耳鸣的人，可以用山茱萸同粳米一起煮粥食用，或者在炖牛肉、羊肉、鸡肉时放一些，对于腰痛也有一定的改善作用。但要注意，如果身体有湿热则不宜服用。

山茱萸粥

【材料】山茱萸 15 克，粳米 60 克，白糖适量。

【做法】将山茱萸洗净，与粳米同入砂锅中，加适量水煮粥，待粥将熟时，加入白糖，稍煮即成。

【功效】补益肝肾，涩精敛汗。适用于肝肾不足之头晕目眩、耳鸣、腰酸、遗精、遗尿、虚汗不止、肾虚带下、小便频数等。